いびき、無呼吸症候群（SAS）に殺されない27の方法

医師
末松義弘

青志社

はじめに——いびき、無呼吸は命にかかわる循環器病である！

無呼吸、つまり**「睡眠時無呼吸症候群」は、寝ているときに、眠っているからこそ起こる病気**です。

だから、自分は無呼吸症候群にかかっている、と気づかない人が大勢います。

しかし、本当に恐ろしい、死に至る病気です。

日本での患者数は、軽度が２２００万人、中～重度の人は９４０万人もいる、と推計されています。

軽度と中～重度を合わせると３１４０万人で、なんと日本人の４人に１人が、すでに睡眠時無呼吸症候群にかかっているのです。

もはや国民病ともいえるこの病気は、がんに迫る勢いで毎年増えていっています。

そして、この病気がなぜ恐いかといえば、病気という実感がないままに放置され、死に至る数々の合併症を招くケースが非常に多いからです。

睡眠時の無呼吸は心血管系に大ダメージを与え、心不全・心筋梗塞・心房細動をはじめとする心臓の病気、高血圧や動脈硬化・大動脈瘤・大動脈解離など血管の病気、脳梗塞・脳内出血・くも膜下出血など脳の病気の引き金となりえます。どれも命に関わる深刻な循環器病ですから、私は**「無呼吸症候群は循環器病だ」**と口癖のようにいっています。**「無呼吸症候群は生命予後が悪い」**としばしば指摘されるのは、この病気が、数々の甚大な合併症を引き起こすことが少なくないからです。

心血管系疾患や脳疾患だけではありません。糖尿病・がん・認知症・ＥＤ（インポテンツは昔の言い方）など、**さまざまな病気が睡眠時無呼吸によって起こっている証拠が、続々と報告**されています。

そのことを、「ぐっすり寝た熟睡感がない」「昼寝をしてしまうためになかなか寝つけない」「夜中何度も起きてしまう」「いびきがうるさい」といった睡眠トラブルをかかえるみなさんにお伝えして、**無呼吸症候群への理解を深め、くれぐれも警戒してほしい**。無呼吸症候群かもしれない人は早めに受診してほしい。ＣＰＡＰ（シーパップ）治療を受けている人は毎日続けてほしい。また、**よい眠りを追求する方法がいろいろあるから、多くの人に実践してほしい**。

――これが、**私が本書を書いた第1の理由です。**

私は心臓外科医として30年近く働いてきました。急性大動脈解離の緊急手術や心房細動の血栓が招く脳梗塞予防の心臓手術などを、日常のように手がけていると、「この患者さんは、なぜ、こんな病気になったのだろう?」と、〝病気の本質〟への疑問がふつふつと湧いてきます。

また、心臓手術が成功したにもかかわらず、心不全で入退院を繰り返す患者さんを見るたびに、「ほかの患者さんと、どこが違うのだろう?」と、大きな疑問をいだいていました。

やがて私は、疑問に対する有力な回答にたどりつきました。自分の患者さんに**睡眠時無呼吸症候群が多いようだと気づき、積極的に検査するようになった結果、多くの患者さんが無呼吸症候群を合併している事実を確認**できたのです。

無呼吸のあまりの多さに茫然自失するとともに、多くのピースが足りず全体像がよくわからなかったジグソーパズルで、見つけたピースが次々はまっていくような、不思議な感覚を覚えたものです。

心臓外科医としての経験が、睡眠時無呼吸症候群の存在、そしてその恐さを私に気づかせてくれました。心臓が悪くて、長く苦しみぬいた患者さんが、何人も私の前に現れて、無呼吸症候群という病気の存在を教えてくれたのだ、とも思っています。

心臓外科は、内科の先生から「手術をお願いしたい」と患者さんを紹介されることが、よくあります。高血圧の薬を飲んでいる人の、**8割くらいの人が睡眠時無呼吸**を合併しています。無呼吸を治療すれば降圧薬から離脱できたりします。

「何人もの先生に診てもらったけど、無呼吸症候群といわれたのは初めて。先生に出会えて本当によかったです」という患者さんが大勢います。

それにしても、心臓外来や循環器外来で驚かされるのは、患者さんが私のところにくる前に診ていた医師が、誰一人として睡眠時無呼吸症候群の検査をやらなかったことです。

私のまわりにいる看護師も「また無呼吸。多いですねえ」といつも驚いています。

命に関わる無呼吸症候群は、どんな医師に診てもらうかが非常に重要ですから、本書でもそのことに触れました。同時に私は、一般内科・循環器内科・高血圧内科などの勤務医や、開業されている医師をはじめ、多くの先生方に、睡眠時無呼吸症候群の治療の重要性を理解していただきたい、と切に願っています。

――これが、**私が本書を書いた第2の理由です。**

数々の病気を、山を下って海に注ぐ川にたとえれば、さまざまな合併症の引き金となる**無呼吸症候群は〝川の上流〟**に位置します。「この心臓手術、無呼吸さえちゃんと治療すれば、必要なかったのに」と思う患者さんを、私は何百人と見てきました。

典型的な「ダウンストリーム治療」（下流での治療）の心臓外科手術を長く手がけた私は、いま、**睡眠時無呼吸症候群の予防に重点をおく「アップストリーム治療」の必要性**を痛感しています。

そんな観点からも、本書があなたの無呼吸症候群の予防や発見、そして「よい眠り」にいささかでも役立てば、著者としてこれ以上の喜びはありません。

２０２３年９月

末松　義弘

いびき、無呼吸症候群に殺されない27の方法◆目次

第二章 自分が無呼吸症候群かどうか、確かめる

――〝おのれ〟を知らない無自覚が、人生を危うくする

第三章

なるべく早く受診して、適切な治療を受ける

――おもな検査・診断・治療法と、手術への考え方

第四章
睡眠をよく知り、生活習慣を徹底的に改善する
――無呼吸の予防にも治療にも、生活習慣の改善が欠かせない

第一章

無呼吸症候群は、こんなに恐ろしい病気だ！

――命を脅かす〝敵〟について、よく知ろう――

方法1

「睡眠時無呼吸症候群」はどんな病気か？ まず基本をしっかり押さえる

「睡眠時無呼吸症候群《すいみんじむこきゅうしょうこうぐん》」――この病名を聞いたことがない人は、まずいないでしょう。

アメリカのホワイトハウスは２０２３年６月末、バイデン大統領が睡眠時無呼吸症候群の治療にマスク式のＣＰＡＰ（シーパップ）装置を使っている、と発表しました。80歳のバイデンさんがこの病気であることは十数年前から知られていましたが、マスクをつけた跡が顔にくっきり残ってしまったので、改めて説明したのです。

日本でも、自分は睡眠時無呼吸症候群だと公表した人に、カンニング竹山さん、おぎやはぎ矢作兼さん、劇団ひとりさん、千原せいじさん、サバンナ高橋茂雄さんなどがいます。タレント西村知美さん、爆笑問題の太田光さんの妻・太田光代さんもそうです。からだ中にセンサーをつけた自撮り画像をＳＮＳで見せる人もいます。

ところが、50歳すぎの人は、子どものころ結核やがんは知っていても、「睡眠時無呼吸症候群」なんて長ったらしい病名は、誰一人として耳にしたことがありません。

それもそのはず、この病気は１９６０年代の後半からアメリカを中心に進んだ研究のなかで〝発見〟され、診断基準が定まったのはようやく70年代半《なか》ばでした。

そこからまだ半世紀もたっていない、この意味で〝新しい病気〟です。

アメリカでは１９５６年、**「ピックウィック症候群」という病気**が報告されています。

これは、極度の肥満と「肺胞低換気《はいほうていかんき》」（呼吸が小さくて浅く、血液に酸素を取り込んで二酸化炭素を出す肺の働きが不充分で、血中に二酸化炭素がたまっていく）の合併症と考えられました。

聞き慣れない病名は、『オリバー・ツイスト』や『クリスマス・キャロル』の作家ディケンズを世に出した長編小説『ピックウィック・ペーパーズ』（原題はとても長いので通称）に由来します。登場する少年ジョーは、とても太った赤ら顔の大食漢で、一日中いつでもどこでも、うとうとして眠ってしまう。

これにそっくりだ、というのです。

小説が出たのは１８３６年。世界で断トツに豊かだったイギリスには、それらしい症状の人が２００年近く前からいたのでしょう。

しかし、昼間ひどく眠くなるピックウィック症候群を、極端に太った人がかかる呼吸器の病気と考えたのは、じつは誤解でした。誤解がとけるまでに10年かかりました。

ギルミノー博士が「閉塞性睡眠時無呼吸症候群」と命名

１９６６年、ある研究者がピックウィック症候群患者の睡眠を夜通しチェックしようと思い立ちました。すると、呼吸の通り道で**閉塞《へいそく》（閉《と》じて塞《ふさ》がってしまうこと）**が繰り返されている——つまり、〝無呼吸〟が頻繁《ひんぱん》に発生しているとわかったのです。

閉塞は、ごく短時間の覚醒《かくせい》（からだ全体は目覚めないのに、脳が目覚めた状態）で終わり、呼吸が再開します。しばらくすると、また閉塞しては再開します。

こうして〝**睡眠の断片化**〟が続くと、本来の睡眠が大きく失われてしまう。だから日中ひどく眠くなるのだ、と理解されるようになりました。

いまではピックウィック症候群は、重症の睡眠時無呼吸症候群の一つと位置づけられています。

睡眠研究の世界の総本山、米スタンフォード大学では、72年に客員助教授として招かれたフランス出身のギルミノー博士が、睡眠時の無呼吸を熱心に研究しました。

「閉塞性睡眠時無呼吸症候群」という言葉をつくったのは、この先生です。

〝睡眠医学の父〟とされるデメント博士は「眠りと夢」の授業を2万人が受講した（毎年500人ずつ教えて40年かかる！）という同大学の伝説の教授ですが、ギルミノーさんが亡くなった2019年に「ギルミノーは世界を変えた」と述懐しました。

両博士が執筆者として名前を連ねた1975年の論文には、こう書いてあります。

「スタンフォード睡眠障害クリニックに紹介された250人のうち35人が睡眠時無呼吸症候群と診断された。うち30人が非肥満で睡眠障害を訴えた。睡眠時無呼吸症候群では横隔膜《おうかくまく》型（または中枢《ちゅうすう》型）・閉塞型・混合型の3タイプを特定した」

無呼吸・低呼吸の睡眠1時間あたりの回数「AHI」で判定

ギルミノー博士たちによると、鼻・口と肺を出入りする気流（空気の流れ）が睡眠中に10秒以上連続して停止するとき、これを「無呼吸発作」1回と数えます。

この**無呼吸発作が一晩の睡眠7時間のうち30回以上起こるか、または一晩の睡眠1時間あたりで5回以上起こるものを「睡眠時無呼吸症候群」**とします。

英語ではSleep Apnea Syndrome（スリープ・アプニア・シンドローム）といい、**略語SAS（サス）**がよく使われます。

現在では、無呼吸と低呼吸の回数を合計し、1時間あたりの回数を算出して「AHI」（Apnea Hypopnea Index　無呼吸・低呼吸指数）という数値を使うことになっています。

「AHI」は病院を受診して受ける検査で回数を計ります。

気流が通常から90％以上低い状態が、10秒以上続けば「無呼吸」1回です。

気流が通常から30～50％以上減った状態が、10秒以上続けば「低呼吸」1回です。

AHIは、睡眠時無呼吸症候群の有無や程度を評価する基本的な指標で、次のように判定するのが一般的です。

ＡＨＩが５未満……………睡眠時無呼吸症候群ではない（正常）
ＡＨＩが５以上15未満……軽い睡眠時無呼吸症候群（軽症）
ＡＨＩが15以上30未満……中程度の睡眠時無呼吸症候群（中等症）
ＡＨＩが30以上…………重い睡眠時無呼吸症候群（重症）　※１時間あたりの回数

こうした基準は、何％や何秒や何回と線引きしますが、どこで線引きしても境界のところで曖昧《あいまい》さが残ります。たとえば鼻の下につけて気流を測るセンサーの精度や、つける位置のズレで、得られるデータが違ってきます。呼吸の様子は、一晩だけ観察するのがふつうですから、たまたまカゼ気味ならふだんより悪い数値が出るでしょう。

ですから睡眠時無呼吸症候群は、ＡＨＩと症状そのほかのデータを合わせて、総合的に診断しなければいけません。

現在の診断基準（１６３ページを参照）は、ギルミノー博士たちが考案したものを基本として、改訂を重ねてつくられたものです。

睡眠時無呼吸症候群のアウトライン

睡眠中に呼吸停止や浅い呼吸を繰り返す無呼吸症候群は、血液を酸素不足にし、脳や心臓に大きな負担を強《し》いて、深刻な健康被害を招きます。おもな症状はこうです。

【夜寝ているとき】 間欠的な無呼吸・低呼吸、ひどいいびき、からだの異常な動き、急な目覚め（あえぎや窒息感をともなうことも）、頻繁なトイレなど。

【朝起きたとき】 熟睡感の欠如、倦怠感《けんたいかん》、頭痛、喉《のど》のひどい渇き、ひどい寝汗《ねあせ》など。

【日中起きているとき】 過剰な眠気、突然の居眠り、集中力の低下など。

大問題は、寝ている**本人が「無呼吸・低呼吸」や「いびき」に気づきにくいこと**。それが交通事故・失業・離婚などの原因になるかもしれないのに、ずっと気づかないことも珍しくありません。

だから、潜在的な患者さんの数が非常に多い。

日本の中等症〜重症患者は９００万人以上、軽症を含めれば２０００万人以上という、驚くべき推定があります。これについては、あとで詳しく述べます。

無呼吸症候群は、心臓や血管に大きなダメージを与えて、高血圧・狭心症・心筋梗塞《しんきんこうそく》・脳卒中・認知症・糖尿病・誤嚥性《ごえんせい》肺炎など、〝命にかかわる〟さまざまな合併症を引き起こします。原因に気づかないのだから、合併症も気づかないまま進んでしまうかも。

「かぜは万病のもと」といいますが、**「無呼吸症候群こそ万病のもと」**なのです。

無呼吸症候群で**ＡＨＩ20以上の人は、治療しなければ「8年死亡率が37％」**と報告されています。ほうっておけば4割近くが、たった8年後までに死んでしまいます。たとえば、これは胃がんの5年生存率でステージⅡの死亡率65・5パーセントに匹敵する数字です。中等症はＡＨＩ15～29だから、程度が中くらいでも安心はできない、とても恐ろしい病気です。

ここまでが睡眠時無呼吸症候群のアウトライン（概要）です。

「敵を知り己《おのれ》を知れば百戦危うからず」（孫子）。

これから患者数の激増、病気のメカニズム、いびきとの関係、なぜ無呼吸症候群は循環器病なのか、おもな合併症などについて、詳しくお話ししていきます。

第一章で、無呼吸症候群という恐るべき〝敵〟のことを、とことん知ってください。

方法2

現実と潜在的な患者数の〝激増〟を直視して、正しく〝恐れる〟

いまお話ししたように、アメリカで睡眠時無呼吸症候群が確実に存在する病気となったのは1970年代。日本で一般の人が知りはじめたのは90年代以降。メディアがよく取り上げるようになったのは、ようやく2000年代に入ってからです。昔は診断される患者の数が非常に少なく、無呼吸症候群とわからずに亡くなった人も大勢いました。

1989年10月発行の『日本気管食道科学会会報』（第40巻第5号）には、病気の総説が載っており、こう書いてあります。

「本邦の睡眠呼吸障害研究会の全国30施設の集計によれば、Guilleminault らの診断基準を用い睡眠時無呼吸症候群と診断した症例数は、現在までの数年間でわずか約８００人にとどまっている。そのいっぽう北米では、年間10万人もの患者が睡眠時無呼吸症候群と診断され、そのうちの約半数である５万人に本症に対する治療が行われている」

30何年か前の日本では、無呼吸の患者さんが、たった８００人！

この本をお読みいただいているみなさんのほとんどが、当時すでに生まれていたのではありませんか？　そのころ睡眠時無呼吸症候群は、診断がついた人が１年に１５０人にいるかいないかという、とんでもなく珍しい病気だったのです。

８００人のうちには、大相撲のトップ力士もいました。

１９８７（昭和62）年に第62代横綱となった大乃国《おおのくに》、のちの芝田山親方は、〝昭和最後の横綱〟です。しかし、新横綱として最初に臨んだ十一月場所（九州場所）は、やっとのことで勝ち越す（８勝７敗）という、ふがいない成績に終わりました。

じつは大乃国は、取り組み直前の土俵下で強烈な睡魔に襲われる、夜中は40分おきに目が覚めるというひどい状態でした。

でも、なぜそうなってしまうのか、ご本人は皆目わからなかったといいます。

重症の睡眠時無呼吸症候群という診断がついたのは翌88年、一月場所を途中休場して入院したときで、病名の公表は現役引退後の91年でした。

一般にはほとんど知られていませんでしたが、一部の熱心な相撲ファンには知っていた人もいたようです。

無呼吸症候群は、がんと並ぶ深刻な〝国民病〟

最上位のプロ力士が、本番の相撲直前に眠くて眠くてしょうがないなんて「そんなバカな!?」と思うかもしれませんが、これが無呼吸症候群の恐ろしさ。重い無呼吸症候群の人は昼間、**強い眠気に襲われ、自覚がないまま深く眠ってしまう**ことがあります。

電車・バス・トラックの運転手や、クレーンなどの重機を扱う人がそうなると、大事故につながりかねないことから、しばしばニュースで取り上げられるようになりました。

日本で最初に騒がれたのは、２００３年2月に山陽新幹線ひかり号の運転士が居眠りしたまま時速270キロで8分間ほど走行し、ATC（自動列車制御装置）が作動した結果、岡山駅の停止位置の100メートル手前で止まってしまった〝事件〟です。

〝事故〟に至らなかったことは不幸中の幸いでした。

12年4月に関越自動車道でツアーバスが防音壁にぶつかって大破し、乗客7人が死亡、乗客乗員39人が重軽傷を負った大事故もそうです。事故を起こした運転手は、鑑定留置のあいだに睡眠時無呼吸症候群と診断されています。

こうして社会で広く知られるようになると、自分も同じ病気ではないかと心配して病院に行き、診断のつく人が、だんだん増えていきました。

05年に出た『成人の睡眠時無呼吸症候群　診断と治療のためのガイドライン』（睡眠呼吸障害研究会）は、「米国では、OSAS患者総数は1200万人にも及ぶといわれている」「わが国でも日中過眠などの症状を有するOSASが約200万人という調査結果からもみられるように、きわめて一般的な疾患である」としています（OSASは閉塞型睡眠時無呼吸症候群のこと。42ページを参照）。

2010年代の日本では、無呼吸症候群の患者数はさらに増えて、300万〜400万人と考えられていました。

多くの人が「もっとも怖い病気」と思っているのは、がんですね。**がんは死因別の死亡者数が圧倒的に多い〝国民病〟**です。日本人の「2人に1人」が生きているうちにがんと診断され、「男性の4人に1人」「女性の6人に1人」が、がんで亡くなります。

国立がん研究センターの15年時点の長期予測によると、20~24年の年平均有病数は341万人。厚生労働省「患者調査」によると、20年10月の調査日（1日）のがん患者数（入院数と外来数の合計）は推計37万4000人。患者がその日に受診するとは限らず、退院する人もいることなどを勘案した「がんの総患者数」は、推計約466万人です。

毎年100万人くらいががんと診断される、毎年約40万人ががんで亡くなる、がんは5年生存率66％で10年生存率53％（どちらも改善傾向にある）といったデータからも、がん患者の数は400~500万人と見て間違いなさそうです。

無呼吸症候群の患者数300~400万人なら、がんに迫る勢いです。しかも、直接の死因として報告されなくても、死に至る数々の合併症を招いていることが明らかです。

「無呼吸症候群は、日本の重大な国民病の一つである」といっても、けっして過言ではありません。

日本では軽症2200万人、中等症～重症940万人との推計も

ところが、患者数はもっと多いのではないか、という推計があるのです。

医学雑誌『ランセット』は2019年7月、世界の無呼吸症候群患者の推計を掲載。世界では30～69歳の成人男女9億3600万人が軽度（AHI5以上）、4億2500万人が中～重度（同15以上）の閉塞性睡眠時無呼吸症候群にかかっている、としました。

無呼吸患者が世界や国別で何人というデータがまとめられたのは初めてです。

突出して多いのは中国で軽度1・76億人、中～重度6600万人。以下、軽度の数が多い順に、アメリカ5400万、インド5200万、ブラジル4900万と続き、ロシア、パキスタン、ナイジェリア、ドイツ、フランス2400万ときて、次が日本です。

日本の睡眠時無呼吸症候群の患者数は、「軽度2200万人、中～重度940万人」と推計されています。ちなみにアメリカは中～重度が2400万人。中～重度の数は、どの国も軽度の数の4～5割くらいでした。

右の10か国で、中~重度患者が１０００万人以下の国は日本だけですから、まだマシというべきでしょうか？　でも、これまで３００~４００万人くらいと思われていた数が９４０万人と、２~３倍に増えてしまいました。

軽度と中~重度を合わせれば３１４０万人。なんと**〝日本人の４人に１人〟が、すでに睡眠時無呼吸症候群にかかっている**、というのです。

これはあくまで推計で、一人ひとり数えたわけではなく、現実の数はもっと少ないかもしれません。しかし、楽観的に〝話半分〟とみても、患者数１５００万人以上、中等症~重症４７０万人。

これは日本人の健康にとって見過ごせない大問題です。

安全側に立って、〝話三分の二〟——軽症が１５００万人で中等症~重症が６００万人くらいのことは充分あると想定しておくべきだ、と私は考えています。

軽症のCPAP治療は、アメリカでは保険がきくが、日本ではNG

患者さんの数の話をしたところで、関連する話を一つ。

無呼吸症候群患者が約２００万人とされたころ、「９割方の人が診察を受けていないのでは」という印象を語る医師や研究者がほとんどでした。関心が広がった現在では、受診率はもっと高いですが、それでも80％くらいの人は受診していないかもしれません。

中等症～重症の無呼吸症候群に有効とされるＣＰＡＰ（シーパップ）療法（**１６７ページを参照**）を受けている人数は、たしかなデータがあります。

厚生労働省の診療行為別統計によると、21年に保険適用されたＣＰＡＰ（在宅持続陽圧呼吸療法用治療器）は64万件。**日本では64万人がＣＰＡＰで治療中**ということです。

ところで、**アメリカでは約５００万人がＣＰＡＰで治療中**、とされています。

さきほどの『ランセット』の推計は、中～重度患者が日本９４０万人、アメリカ２４００万人でした。これをＣＰＡＰが必要な人数と見なせば、その人が実際にＣＰＡＰを使っている割合は、日本７％弱でアメリカ20％です。

アメリカでは、日本の３倍もＣＰＡＰが使われていることになります。

なぜそうなるかといえば、ＣＰＡＰの保険適用の考え方が日米で大きく違うから。

アメリカは、ＡＨＩ５以上でＣＰＡＰが保険適用です。アメリカで無呼吸症候群と診断されれば、誰でもＣＰＡＰを使って加入保険から給付金を受け取ることができます。

（アメリカは無保険者が２０１９年に二千数百万人・国民の８％もおり、医療保険料の平均年額は日本円で単身プラン１００万円・家族プラン二百数十万円などと高額――という大問題は、また別の問題としてありますが、ここではさておき）。


対して日本は、ＡＨＩ20以上と判定されなければ、ＣＰＡＰが保険適用になりません。ＡＨＩ15の中等症患者が「苦しい。なんとかして」と強く訴え、医師が「ＣＰＡＰを使いたい」と思っても、保険がすんなり認められない場合があるわけです。


ようするに、アメリカの考え方は、こうです。

ＡＨＩ５以上の患者にＣＰＡＰを使わせれば、医療費（本人負担額と給付金額）が増える（Ｘ億ドル増）。ただし、重症化も、多くの合併症の発症も減らすことができる。

すると、無呼吸症候群・高血圧・狭心症・心筋梗塞・脳卒中・認知症・糖尿病などそれぞれで、患者数も医療費も減る（合計Ｙ億ドル減）。疫学《えきがく》（集団における病気の統計的研究）調査からＸがＹを下回るとわかった。

だから、アメリカ全体の医療費を中長期的に下げるために、ＣＰＡＰの保険適用を軽症に広げ、普及を促進することが得策である。

対して日本の考え方は、こうです。

軽症者にＣＰＡＰを使わせれば、そのぶん医療費が増える。しかし、高齢化や新型コロナで日本の医療費は増大の一途。財政悪化に苦しむ健康保険組合も多い。医療費の抑制が急務だから、ＣＰＡＰの保険適用はＡＨＩ20以上の重篤な患者にしか認めない。

残念ながら日本の厚生労働省や医療界は、ここで思考停止。中長期的な戦略を立てるでもなく、必要と思われる疫学調査もやろうとしません。

一刻も早く方向転換してＣＰＡＰの保険適用基準を軽症のほうへ引き下げるべきだ、と私は考えています。

方法 3

いびき、睡眠時無呼吸症候群のメカニズムと関係を、よく理解する

35～79歳の日本人約8500人を5年間調べたら「ほぼ毎日いびきをかく人の割合は、**男性24％で女性10％**だった」という2011年の研究があります。「5人に1人がいびきをかく」ともいわれています。いびきは、多くの人に見られるありふれた現象です。

そんないびきのメカニズム（仕組み）は、多くの睡眠時無呼吸症候群のメカニズムと、よく似ています。でも、睡眠時無呼吸症候群と診断されても、いびきが見られないケースもあ

るのです。いびきと無呼吸症候群の関係を考えましょう。

「いびき」は、寝ているとき、鼻や口から空気を吸って吐く「呼吸」にともなって喉《のど》や鼻から出る、うるさい雑音や騒音です。うるさくないものは「寝息」ですね。

すべての音は、空気を含む〝物体の振動〟です。ちょっと詳しくいうと、音は「物体の振動が、圧力の変動として空気中を伝わって、耳に届くもの」です。風が強いと、旗が振動してバタバタはためく音を出し、風（空気）そのものも振動してゴーゴー鳴ります。

いびきでは、**鼻や喉（上気道）の組織や、そこを通る空気が振動**します。

39ページの図を見てください。空気の通り道のうち、鼻から喉頭《こうとう》（のどぼとけ付近）までを「上気道《じょうきどう》」、それより下を肺を含めて「下気道《かきどう》」といいます。

上気道には、空気を温める、加湿する、細菌やホコリなどの異物を取り除く、といった働きがあります。しかも、鼻は空気、口はおもに飲食物、喉は空気と飲食物のどちらも通りますから、空気と飲食物を分けてうまく通す〝蓋《ふた》か扉〟のような働きが必要です。

上気道は、そんな働きをする組織によって、もともと狭い部分や凹凸があります。まわりは働きをコントロールする筋が、せせこましく密集しています。肥満で脂肪がたまったり、かぜや飲酒で組織が腫《は》れたりすれば、もともと狭い上気道が、なお狭くなります。

ところが、太っていて上気道が非常に狭くなってしまった人でも、起きているときは、いびきをかきません。なぜ、寝ているときにかぎって、いびきをかくのでしょうか？

理由は、いびきが次のようなメカニズムで起こるからです。

【いびきのメカニズム】

①睡眠中は、起きているとき呼吸と同時に収縮して上気道を広げてくれる筋（上気道開大筋群など）が弛緩《しかん》して――だらんとなって、広げる力が弱まる。

②睡眠中は、仰向《あおむ》き姿勢のことが多い。すると、舌の付け根（舌根《ぜっこん》。舌の後方３分の１の自由に動かせない部分）・軟口蓋《なんこうがい》・口蓋垂《こうがいすい》（のどちんこ）はじめ喉まわりのやわらかい組織が、重力によって下へ（頭の後方へ）落ち込む。

③呼吸中に①②によって気道が狭くなると、その場所で気流が強く、速くなる。

④気流が強くなると、気道の壁をつくるやわらかい組織がその場で、または気流方向に引き込まれて振動する。空気の振動も強まる。だから、音が出る。

《上気道は、こうなっている》

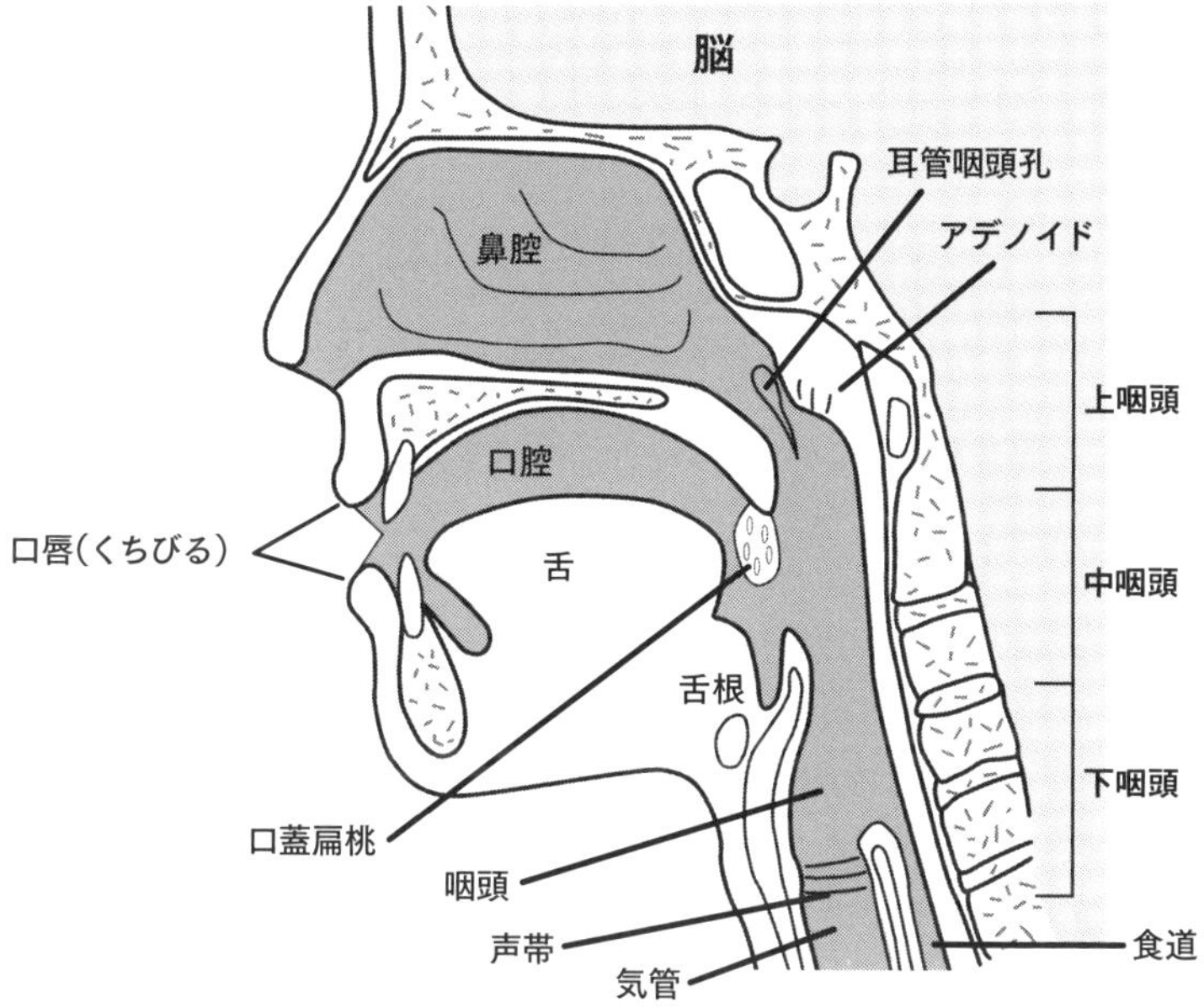

《気道を開くおもな筋肉》

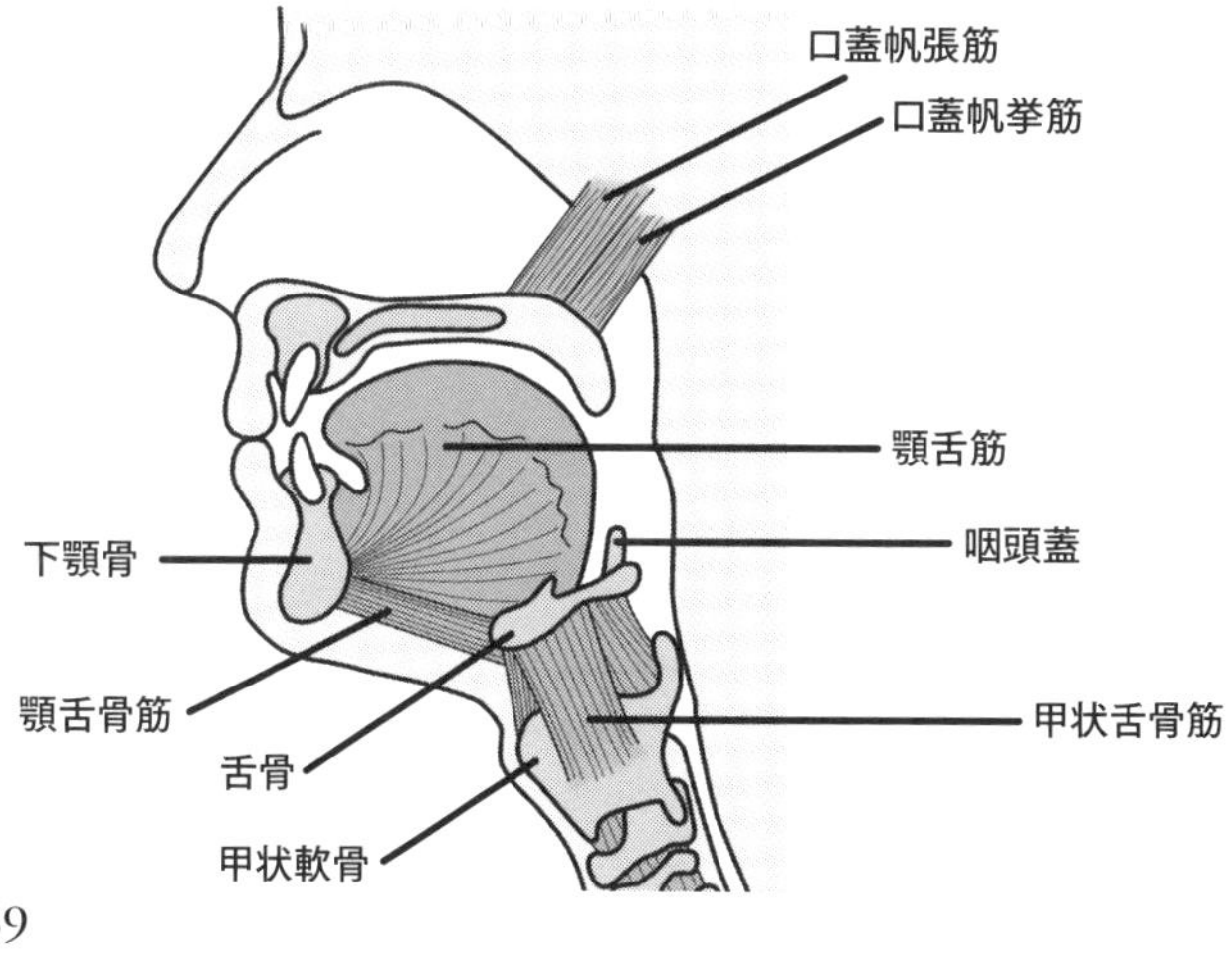

⑤気流が強くなると、気道内の圧力が下がる→気道がより狭まる→なお気流が強まるという悪循環が生じて、振動も音も増大する。
⑥音（組織や空気の振動）は、「共鳴《きょうめい》」現象（物体が、特定の周波数の音波をひろって振動を強める）で増幅され、大きくなることがある。

いびきは、酒を飲んで寝るとかき、横向きで寝るとかかない

いびきの多くは、上気道のうち振動しやすい軟口蓋から出る、といわれています。振動する場所によって音（周波数）が異なり、軟口蓋・喉頭蓋では低い音が、扁桃・舌根・声帯では高い音が出る、という人もいます。もっとも、いびきの要因は複合していることが多く、音だけで場所を特定するのは容易ではありませんが。

お酒を飲んで寝ると、いびきのメカニズム①の弛緩が大きくなって、いっそうだらんとします。「飲んだ晩だけ大いびき」という人がいるでしょう。鎮静剤や睡眠薬でも弛緩します。疲れがひどいと、からだはあちらこちらの筋肉をいつも以上に弛緩させて疲れを取り、リフレッシュしようとします。すると弛緩もいびきも大きくなりがちです。

筋肉の弛緩は、脳卒中の昏睡《こんすい》でも起こるので要注意です。意識を失って倒れて、刺激に反応しない人が、いびきをかいていたら、脳卒中を疑って大至急、救急車を呼ばなければいけません。

メカニズム②は、**「横向き」で寝る**と、いびきが減ったり、消えたりする理由です。わかりやすく極端な言い方をすれば、横向きで寝るときの上半身は、昼間起きているときの上半身を、そのまま右か左に90度倒した姿勢ですね。

すると、ふだん頭の「上↓下」方向にかかっている重力が、頭の「左↓右」か「右↓左」方向へと変わります。でも、そうなっても上気道は狭《せば》まりにくい。舌の根っこが頭の左右方向へ押されても、そこに上気道はありませんから。

一方、「仰向き」は、起きているときの上半身を、そのまま後ろに90度倒した姿勢です。だから、頭の「上↓下」方向にかかっている重力が、頭の「前↓後ろ」方向へと変わります。そうなると上気道は狭まりやすい。

舌の根っこ（舌根）や口の天井の奥のほう（軟口蓋）が後ろに押されれば、そこには上気道があって、つぶされやすいわけです。

無呼吸患者の多くがいびきをかくが、例外もある

いびきと睡眠時無呼吸症候群の関係では、こんなことがいえます。

第1に、いびきをかく人すべてが、無呼吸症候群なのではありません。いびきをかく人を全員調べれば、無呼吸症候群ではない人のほうが多いです。ただし、慢性的にいびきをかく人や、大いびきをかく人は、無呼吸症候群の危険性が高いです。

第2に、無呼吸症候群の患者さんの多くが、いびきをかく人です。第二章で「こんな人が無呼吸症候群になりやすい」とお話ししますが、多くの特徴が、いびきで悩む人に当てはまり、いびきの原因になっていることがわかります。

ただし、無呼吸症候群なのに、いびきをかかない患者さんもいます。

75年に特定された「無呼吸症候群の3タイプ」は①**閉塞性**《へいそくせい》睡眠時無呼吸症候群、②**中枢性**《ちゅうすうせい》睡眠時無呼吸症候群、③**混合型**睡眠時無呼吸症候群（①②が混在）の3つです。

①閉塞性がもっとも一般的な無呼吸症候群で、ある報告では全体の84％。次に多いのが③

混合型15％。②中枢性はごく少なく1％未満でした。中枢性は、若年層でほとんど見られず、加齢とともに増えますが、全年齢を平均しても数％を超えないでしょう。

中枢性無呼吸症候群は、脳幹《のうかん》（脳の一部）の呼吸制御機能に問題があります。

血液中に二酸化炭素が増えると、一種のセンサー機能をもつ脳が敏感に反応し、血液中の酸素を増やすため「強く呼吸せよ」と信号を出します。ところが、脳幹の感受性が鈍くなっていると信号が出ず、無呼吸が起こります。

「呼吸せよ」との命令そのものがないので、気道が開いたまま気流が止まり、いびきをかきません。心不全など心臓機能が低下した人の30～40％に見られ、投薬・脳卒中・脳腫瘍《のうしゅよう》などが原因となることもあります。

数が少なく、先に病気が見つかって治療中の人も多いので、中枢性に触れるのはここだけにします。とくに断らないかぎり、本書の「睡眠時無呼吸症候群」や「無呼吸症候群」は閉塞性睡眠時無呼吸症候群を指しています。

中枢性でなく閉塞性でも、いびきをともなわないケースは珍しくありません。

たとえば喉に構造的・先天的な問題がある、振動しにくい場所が閉塞する、極端にやせている、寝る姿勢がつねに横向き、いびきが小さすぎて測定できない――などです。

いびきのひどさと無呼吸症候群の関係

いびきのないケースを除けば、いびきの程度と無呼吸症候群の程度はおおよそ対応しています。いびきの程度を観察できるなら、いびきをかく人は次のような段階をたどることが少なくありません。あくまで一つの目安にすぎませんが、示しておきます。

【いびきのひどさと閉塞性睡眠時無呼吸症候群】

いびきがごく軽いか、一時的……健康に支障がなければ病気ではなく、心配いらない。飲酒やかぜ（鼻づまり）によるなど、原因が特定できるいびきも同じ。

←

いびきが頻繁で、たまに大いびき……睡眠中の目覚め・日中の眠気や疲れ・集中力の低下・イライラなどで健康に支障が出れば、「いびき症」または「上気道抵抗症候群」と診断されるかもしれない。

←

いびきが慢性的で、大いびきも頻繁……いびき症のほか、AHI5以上とわかって軽症の閉塞性睡眠時無呼吸症候群と診断される場合がよくある。

↓

中等症～重症の睡眠時無呼吸症候群……ＣＰＡＰ療法で、いびきの改善を期待できる。放置すれば、重大な合併症を招き、命の危険もありうる。

注意したいのは「**上気道抵抗症候群**」という病気で、睡眠時無呼吸症候群の〝前段階〟と見なされることもあります。

睡眠中に上気道が狭くなって呼吸が苦しくなり、無呼吸症候群と似た症状が出ますが、程度は軽いです。

無呼吸・低呼吸や酸素飽和度の低下がほとんど見られないので、無呼吸症候群とは区別されます。

いびきも軽いか、まったく見られないことがあります。

いびきがないから、あるいは軽いからといって、安心はできないわけですね。

方法4

睡眠時無呼吸症候群は「じつは〝循環器病〟である」と肝に銘じる

睡眠時無呼吸症候群は「呼吸器の病気」です。呼吸の有無こそが問題で、問題の生じる場所が呼吸器の上のほう（上気道）なのだから、当たり前ですね。

呼吸器の下のほう（下気道）の気管は、断面がC字型の軟骨で囲まれていますから（掃除機や洗濯機のホースのようなイメージ）、上気道のようには凹《へこ》みません。

さらに下にある肺は、左右あわせて容量2・2リットルくらいの空間ですから（よく見る電気ポットと同じ）、狭くなることはあっても、無呼吸の原因にはなりません。

私はアメリカやカナダの大学病院で働いたことがあります。北米では無呼吸症候群を診るメインの診療科は「呼吸器内科」でした。

それでも、ずっと前から私は、あえてこう力説しています。

「睡眠時無呼吸症候群は〝循環器〟の病気である」

この本でも改めて、声を大にして、このことを強調したいのです。

循環器は、血液やリンパ液などの体液をからだじゅうに行きわたらせ、循環させている臓器や器官です。**「心血管系《しんけっかん》」とよばれる心臓と血管（動脈・静脈・毛細血管）と「リンパ系」とよばれるリンパ管・リンパ節**があります。

ちょっと説明を加えておくと、心血管系では、心臓という動力ポンプの送り出す血液が血管というホースをグルグルめぐります。

心臓が送り出す血液は、からだじゅうの組織に酸素と栄養を渡すとともに、二酸化炭素と老廃物を受け取り、フィルターとして働く腎臓《じんぞう》で老廃物を捨て、肺で酸素を取り入れて二酸化炭素を捨て、心臓から再び送り出され……というサイクルを繰り返しています。

リンパ系では、ポンプにあたるものがなく、リンパ液は筋肉の動きや圧力で流れます。リンパ液は、からだじゅうの毛細血管のところで血液の一部がしみだした液体からつくられ、多くは毛細血管に再吸収され、残りがリンパ管を通って各所のリンパ節に集まり、最終的に首のところから血液に戻ります。リンパ節では、リンパ球（白血球の一種）が壊れた細胞・がん細胞・細菌・ウイルスなどを破壊し、無害化しています。

心血管系はそれだけで循環する閉じたシステムで、リンパ系は血管を通らなければ完全に循環しない開いたシステム。ですから「循環器系」という言葉は、心血管系とイコールの意味で使われることがあります。

心血管系——心臓・血管・血液は、かけがえのない重要なシステム

循環器のうちの心血管系——心臓と血管は、流れている血液も含めて、からだじゅうに必要な酸素や栄養分を届ける、きわめて重要なシステムです。

心臓が止まった人は、そのまま時間がたてば死んでしまいます。

血液の量は、体重の８％くらいで（体重60キロの人で５リットル弱）、１リットル以上失うと命に危険がおよびます。暑い日に缶ビールを３つ飲めば１・05リットル。その量の血が、からだの外へ出るだけで、死に直面するのです。

もちろん子どもは、もっと少ない出血で死んでしまうことがあります。

その血液を、心臓は、１回打つ（収縮しては、もとに戻る）たびに70ミリリットルほど送り出します。よく見かける乳酸菌飲料は容量65ミリリットルですから、ご参考まで。

心拍数《しんぱくすう》を１分間70とすれば、すべての血液が１分間でからだを１周します。

その心拍数なら、心臓は１日に約10万回（＝70回×60分×24時間）、１年に３６５０万回もドクンドクンと打つ計算になります。心臓は、生まれてから82歳の誕生日までに、じつに30億回以上も打ち続ける、驚くべき臓器なのです。

ところが、睡眠時無呼吸症候群は、かけがえのない心臓・血管・血液に、深刻な悪影響を与えてしまいます。心血管系では、どんなことが起こるでしょうか？

【睡眠時無呼吸症候群によって、心臓で起こること】

①心臓の心拍数が増える

無呼吸で血液が酸素不足になると、からだじゅうで酸素を必要とするため、心臓は心拍数を増やし、血液をより多く送り出そうとします。心臓という筋肉そのものに必要な酸素も不足するなか、無理をして頑張ってしまうので、心臓の負担が大きくなります。

呼吸が再開すれば心拍数も戻るのがふつうですが、無呼吸が何度も起これば同じことが繰り返されます。心臓の負担が過大になれば、心臓の機能は低下していきます。

②心拍リズムが変動する

心拍数の増加も変動のうちですが、不規則な心拍リズムの変動が繰り返されると、心臓のリズムに悪影響を与えます。心臓は電気的な信号でリズムを刻んでいますが、これが乱れて、不整脈などの問題につながっていきます。

③血圧が上昇する

無呼吸によって心拍数が増え、心臓のドキドキが速く、強くなれば、血圧（血液が血管の壁を押す圧力）が上昇します。無呼吸で低酸素状態のとき測定すると、血圧が２００～３００に達することは珍しくありません。１４０以上で高血圧とされる数値が、倍以上まで上昇してしまうのです。そうなるのが２～３分でも、一晩に何十回と起これば、血管の疲労はじめさまざまな問題を引き起こします。

心臓は、私たちが意識しなくても動き、意志の力で止めることはできません。動きをコントロールしているのは、からだじゅうに張りめぐらされた神経（脳・脊髄《せきずい》［中枢］と、からだ各部［末梢《まっしょう》］を結んで、興奮や刺激を伝える双方向ネットワーク）のうち「自律神経系」と、心臓にもともとあって周期的に電気信号を発生する特殊な細胞です。

自律神経系には「交感神経」と「副交感神経」の2系統があり、「緊張時に活発化させる／休息時に落ち着かせる」という反対の働きでお互い補完しながら、心臓の動きを調節しています。①～③は、**この交感神経の働きで起こります。**

詳しくは**２０７ページ**で改めて触れますが、ここでは、**無呼吸という緊急事態・非常事態に直面した心臓が〝戦闘モード〟に入ってしまう**のだ、と思ってください。

以上のことは、心臓そのものを悪くするとともに、血管を痛め、血液の状態まで悪くして、心血管系のいたるところで問題を起こしてしまいます。

すると、狭心症・心筋梗塞・心不全・不整脈・心房細動・心筋症・心臓肥大といった心臓の病気、高血圧、動脈硬化・動脈瘤・動脈解離・血栓症といった血管の病気、脳梗塞・脳内出血・くも膜下出血といった**脳血管の病気**を引き起こす恐れが強まります。

いずれも心血管系・循環器の重大疾患であることは、いうまでもありません。

そこで私は、「睡眠時無呼吸症候群は循環器の病気だ」と考え、そう主張し、必要な対応をしています。無呼吸症候群の患者さんでは、呼吸器だけでなく循環器の健康を継続的にモニタリングして、適切な治療をおこなうことが、きわめて重要なのです。

がんは昔、死に直結する病気と恐れられましたが、胃がんも大腸がんも、亡くなってしまう人が大幅に減りました。長期生存率も飛躍的に高まって、けっして怖い病気ではなくなっています。右に掲げた循環器病を総点検すれば、背景にある**睡眠時無呼吸症候群は、がんよりも予後が悪い病気とすらいえる**でしょう。

無呼吸症候群の患者が高血圧・心疾患・脳卒中を合併するリスクは、それぞれ無呼吸症候群ではない人のおよそ2倍・3倍・4倍も高いことがわかっています。

《無呼吸症候群は、なぜ循環器疾患か？》

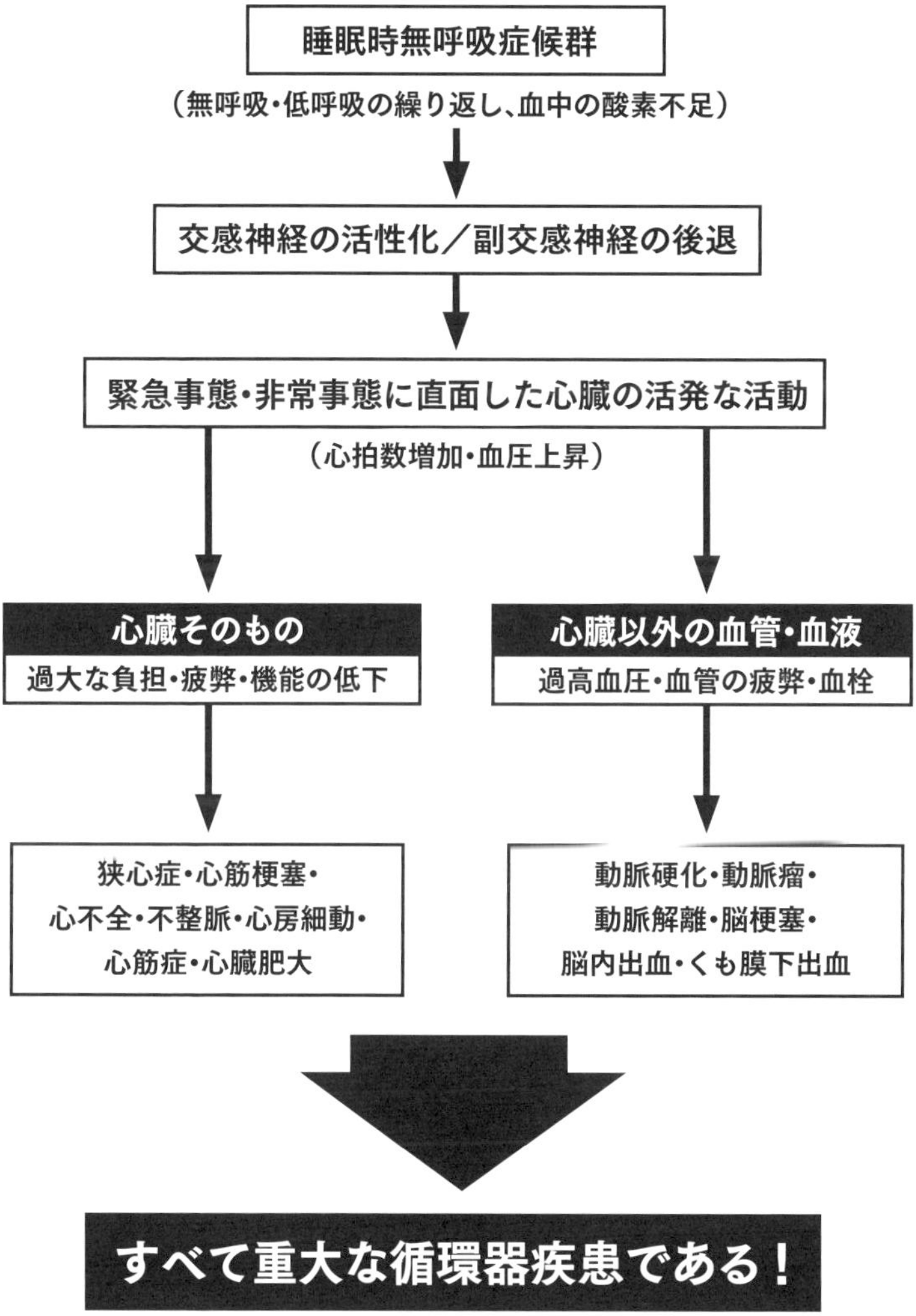

アメリカで18年間にわたった研究では、ＡＨＩ５以上の無呼吸症候群であるというだけで、心血管系疾患による死亡リスクが５・２倍に高まることもわかっています。

肥満・糖尿病・高血圧・脂質異常症（血液中に脂質、とくにいわゆる悪玉コレステロールなどが増えすぎる病気）の４つは、互いに影響しあい、合併症を引き起こして、全体として寿命を縮める恐れから、「死の四重奏」と表現されることがあります。**最近では、これに無呼吸症候群を加えて「死の五重奏」といわれる**ことも多くなってきました。

こうした考え方が広がって、睡眠時無呼吸症候群は、循環器病の分野でも盛んに診療や研究がおこなわれるようになっています。

次の項目から、無呼吸症候群が引き起こしかねない循環器の病気や、そのほかの合併症のうち、おもなものを見ていきましょう。

方法5

心疾患・脳卒中を招く最大の危険因子「高血圧」を、厳重警戒する

「血圧」は、心臓が送り出す血液が、血管の壁を内側から押す力（圧力）です。心臓が収縮して血液を送り出すときの「収縮期血圧」が高く、心臓が拡張して血液が戻るときの「拡張期血圧」が低いので、それぞれ「上の血圧」「下の血圧」とよびます。

病院で測定した血圧が**「上が１４０以上」または「下が90以上」のものが「高血圧」**です。どちらか一方だけでも高血圧です。家庭や職場の測定では「上が１３５以上」または「下が

85以上」を高血圧とします。血圧の単位は「ｍｍＨｇ」で、水銀柱ミリメートルなどと読みますが、煩雑《はんざつ》になるので本書では省略します。

地域住民の健康調査や生命保険の加入者調査などから、血圧が高い人ほど心血管系の病気になりやすく、死亡率も高いことがわかっています。この傾向は「上が１４０以上、下が90以上」で急激に高まるので、高血圧の基準とされました。17年にはアメリカの循環器学会が「上が１３０以上」か「下が80以上」を高血圧とする、という新しい基準を発表。これにしたがえば、日本の高血圧患者はもっと増えるわけですね。

日本高血圧学会『高血圧治療ガイドライン２０１９』によると、**日本の高血圧者の数は約４３００万人**で、うち３１００万人が管理不良（１４０／90以上）、自分の高血圧を認識していない人１４００万人、認識しているが未治療の人４５０万人、治療中だが管理不良の人１２５０万人――と推計されています（17年時点）。

「３人に１人が高血圧」ですから、高血圧は日本の代表的な〝国民病〟の一つです。

病院で血圧を測ると緊張から高くなりがちな人がいるので、これを**「白衣高血圧」**とよびます。病院で高くても家で測れば正常な人は、原則として降圧薬は要《い》りません。

やや困るのは白衣高血圧が高くなりすぎる人で、医師が血圧を下げようと降圧薬の処方を増やし、その結果、ふだんの血圧が下がりすぎてしまうケースがあります。

高血圧が心配な人は、ぜひ血圧計を入手し（上腕にベルトを巻くタイプや腕を突っ込むタイプがあり、有名メーカー製を選べばよい）、朝夕に血圧を測って記録してください。

朝は起床後まもなく、朝食やその準備・散歩などの前に測定することが望ましいです。活動前の血圧で、低めの数値が出ますが、逆にいえば高血圧を発見しやすいのです。

夕方は、夕食前に測るとよいでしょう。これはストレスなども含めて日中の活動がピークになったときの血圧で、朝より高くなるのがふつうです。

高血圧は、はっきりした自覚症状がない「静かなる殺人者」

高血圧を指して「静かなる殺人者」（サイレント・キラー）という言い方があります。

高血圧は、**初期にはっきりした自覚症状が表れないことが多く、数年以上かけて徐々に進行するケースも珍しくない**からです。症状が出にくいうえに、出ても個人差が大きいので、

「たかが高血圧くらい」と思う人が少なくないのですが、これは大きな間違いです。

高血圧は、脳・心血管疾病（脳卒中と心疾患）の最大の危険因子です。放置すると、心臓や血管や血液、さらに脳や腎臓をはじめさまざまな臓器に障害が及んで、心臓肥大・たんぱく尿・脳卒中・心不全・狭心症・心筋梗塞・腎不全・大動脈瘤・動脈閉塞症などが起こりやすくなります。

日本では「高血圧を完全に予防できれば、年に10万人以上の人が死なずに済む」と考えられているのです。

高血圧は、**「本態性高血圧」**と、腎臓病やホルモン異常などほかの病気が原因の**「二次性高血圧」**に分けられます。本態性高血圧は、原因がはっきりしないものも多いですが、日本では塩分の摂《と》りすぎが強く関係する（体液量が増えて血圧が上がる）ほか、肥満・運動不足・睡眠不足・過重な労働・ストレス・過度のアルコール摂取・寒冷な環境などが原因となりうる、とされています。

高血圧といえば「でっぷり太った赤ら顔」をイメージする人が多いと思いますが、肥満をともなわない高血圧が過半数を占めますから、注意してください。

高血圧患者の3割が睡眠時無呼吸症候群

無呼吸症候群と高血圧の関係で、**無呼吸症候群の患者さんの50%に高血圧が認められ、高血圧の患者さんの30%に無呼吸症候群が認められた**、という報告があります。

かつては高血圧の9割方が本態性高血圧で、多くは原因不明と思われていました。しかし、高血圧の3割がじつは無呼吸症候群とわかって、研究が進んだ欧米では、高血圧患者を診る医師たちが「いびきや日中の眠気はないか？　睡眠時無呼吸症候群の可能性はないか？」と疑ってかかることが、当然になっています。

高血圧の患者さんに「無呼吸も調べておきましょうね」と私がいうと、ほとんどの人が「いままでいろんな先生に診てもらったけど、そんなことをいわれたのは初めて」といいます。調べると案の定、無呼吸です。それで無呼吸の治療を始めると、血圧が下がって降圧薬がいらなくなり、「ぐっすり眠れます」と喜ばれることがとても多いのです。

逆にいえば、**高血圧の患者さんで無呼吸症候群が見逃されている人が、依然として日本に大勢います。**

この点は、医師にも患者さんにも強く注意喚起したいですね。

ＡＨＩ30以上の患者群と15未満の患者群を比べたアメリカの調査研究では、ＡＨＩ30以上の患者群のほうが１・37倍ほど高血圧になりやすい、という結果でした。軽症と重症の比較ですから、もっと差が開きそうなものですが、そうでもありません。これは、無呼吸症候群は軽症の段階から高血圧がつきものなのだ、と解釈すべきでしょう。

無呼吸症候群を含めて睡眠障害の患者さんでは、下の血圧が上昇しやすい、といわれています。内臓肥満をともなう高血圧でも同じように、まず下の血圧が高くなり、やがて上の血圧が高くなる傾向がある、とされています。

二次性高血圧では原因の病気を治療しますが、本態性高血圧は降圧薬による治療がメインで、生活習慣の改善も重要です。ところが降圧薬を服用しても血圧が一向に下がらないケースがしばしばあり、**「薬剤抵抗性高血圧」**とよばれています。これらの人では、約８割が無呼吸症候群であることがわかっています。

「仮面高血圧」とよばれる高血圧もあります。白衣高血圧の逆で、病院で測定した血圧は正常なのに、家庭や職場で自分で測定すると高血圧になるものです。仮面高血圧の人のなかにも、無呼吸症候群の患者さんが多くいるようです。

夜間高血圧――無呼吸症候群に特有の血圧変動パターン

すでに申し上げたように、血圧は1日のうちで変動し、ふつう日中が高く、夜は日中より1～2割低くなります。正常な変動は、縦軸に血圧・横軸に時刻をとってグラフを描いたとき、ひしゃく（ディッパー）の形になるので「ディッパー型」とよびます。

ところが無呼吸症候群の人は、夜寝ている間も血圧が下がらず、昼夜で平坦なグラフになることがあり、「ノン・ディッパー型」とよびます。無呼吸症候群では、夜のほうが日中より血圧が高い「ライザー型」（ライザーは舞台上におく低い台）も見られます。

このように睡眠時無呼吸症候群では、特有の血圧変動パターンが見られることがあり、**朝夕2回の血圧測定では、「夜間高血圧」が見逃されてしまう**危険があります。

正確を期すには「アンビュラトリー血圧計」（上腕にベルトを巻き、小さな本体を腰ベルトなどにつける。アンビュラトリーは聖堂の周囲を一回りできる回廊のこと）で血圧を24時間測定します。これは病院で貸し出してくれます。

「血圧サージ」という言葉を聞いたことはありませんか？　サージは「波のように押し寄せる」との意味で、前触れなく突発的に血圧が急上昇すること。

厳密な医学用語ではありませんが、**「血圧クライシス」「高血圧クリーゼ」**（クリーゼはドイツ語で危機的状態）などと同じく、異常で危険な高血圧に警鐘を鳴らす言葉です。

血圧サージは、血管を痛めて動脈を硬化させ、それが血圧を調整しにくくしてさらに高血圧になるという悪循環を招いて、脳卒中や心筋梗塞などの発症リスクを高めます。

冬場に脱衣所で裸になると、寒さで血管が収縮して血圧が急上昇し、浴槽につかると、温まって血管が拡張して血圧が急低下します。

この温度の乱高下で心血管系にトラブルが発生するのが「ヒートショック」です。寒い冬のトイレでも起こる恐れがあります。

浴室で亡くなる人は年間2万人前後いて、うち数千人が浴槽内の溺死です。

これには事故死や自殺も含まれるので、たしかなことはいえませんが、血圧サージがヒートショックを引き起こして、脳卒中や心筋梗塞による**突然死**（**87ページを参照**）につながるケースが少なくない、と思われます。高齢で高血圧の人は、とくに注意してください。

方法6

無呼吸が、なぜ「心臓」に大ダメージを与え、命を危うくするかを知る

心不全の11～37％は無呼吸症候群を合併する、という報告があります。

【心不全】

「心不全」は、心臓のポンプ機能が低下して、血液がうまく循環しなくなり、息切れ・むくみ・だるさ・疲れやすさ・食欲不振はじめ、さまざまな症状が現れる状態です。

これは厳密な〝病名〟ではなく、心臓の調子が悪く不完全という〝状態〟を指す言葉で

「心臓ポンプ機能不全の症候群」と言い換えてもよいでしょう。

一般に「予後《よご》」（発症後の経過見通し）がよくないとされ、とくに重症化した心不全の予後は「がんより悪い」とすらいわれます。

日本では毎年21万人くらいが心疾患で亡くなりますが（死因別でがんにつぐ第2位）、うち4割、8万人以上の死因が心不全です。


心不全の重症度の判定には、米ニューヨーク心臓協会（ＮＹＨＡ）の分類がよく用いられ、Ⅰ度・Ⅱ度・Ⅲ度・Ⅳ度の順に治療が難しくなります。

心不全の年間死亡率は7～8％ですが、Ⅲ度では20～30％に高まります。もっとも重症のⅣ度は、安静にしていても動悸や息切れが起こってしまう状態で、適切な治療を受けなければ2年以内に50％が死亡する、とされています。


心不全になってしまったら、できるかぎりⅠ～Ⅱ度の段階に踏みとどまらなければなりません。軽症段階からしっかり治療することが大切です。高齢者では、心不全で入院するたびに重症度が上がっていくケースがよく見られます。

心不全が慢性的になって入退院を繰り返し、悪化する傾向に歯止めがかからなくなってしまうのです。

無呼吸症候群が心不全を引き起こすメカニズム

無呼吸症候群は心臓に過剰な負担を強いて、心機能を低下させます。すでにお話しした心拍数の増加、心拍リズムの変動、血圧の上昇に加えて、心不全につながる次のようなメカニズムがある、と考えられています。

①睡眠時無呼吸によって上気道が閉塞する。
②無呼吸下でも、呼吸筋や横隔膜《おうかくまく》（胸と腹を分ける膜という名前の筋肉）が頑張って息をしようとする「呼吸努力」が続くため、息を吸うとき胸郭《きょうかく》（胸骨・肋骨・脊椎《せきつい》の一部からできたカゴ状の胸骨格）と、その内側の空間（胸腔《きょうくう》）が広がる。しかし、空気が入ってこないので、胸腔内の圧力がかなり低くなる（陰圧の増大）。
③胸腔の圧力が低くなると、外のものを引き込む働きが強くなるため、全身から心臓へ戻ってくる静脈血《じょうみゃくけつ》の圧力が上昇して、量も増える。

④右心室《うしんしつ》（心臓に4つある部屋の1つ）へ増えた静脈血が勢いよく流れ込むと、それに押されて、右心室と左心室《さしんしつ》を分ける壁の心室中隔《しんしつちゅうかく》が、左心室の方向へ張り出す。

⑤左心室は、酸素が豊富な新しい血液を全身へ送るもっとも重要でパワーも大きいポンプ。これに右心室から圧力がかかり（④）、同時に心臓の外側（胸腔）の圧力が低くなっているため（②）、収縮しにくい状態となる。
左心室は、この状態で動脈血を送り出そうと激しく収縮するので、大きな負担がかかってしまう。

以上の①～⑤が一晩に何回となく繰り返され、何か月、何年と続けば、心機能が低下していき、心不全になってしまいます。

心不全患者の11～37%は無呼吸症候群を合併する、という報告があります。慢性の心不全では、合併率が50%に達するともいわれています。

無呼吸症候群を合併した心不全患者が、無呼吸症候群の治療をしないと、治療したケースより死亡率が2～3倍高くなることもわかっています。

【不整脈】

不整脈は、脈のリズムが乱れる病気です。**脈が不規則、異常に速い「頻脈《ひんみゃく》」、異常に遅い「徐脈《じょみゃく》」、「心房細動《しんぼうさいどう》」**は、いずれも不整脈です。

筋肉でできた心臓は、細胞が自動的に発生させる電気的な信号（刺激）で拍動《はくどう》しています。この電気信号が、伝達経路の途中に障害があって心臓全体にうまく伝わらない、伝わるがタイミングがずれる、正常な刺激の道筋からはずれたところから別の信号が出る、電気信号そのものが発生しない――といった理由で、不整脈が起こります。

加齢や体質も関係しますが、不整脈の一般的な原因は、高血圧・冠動脈疾患（狭心症・心筋梗塞）・心臓弁膜症・肺疾患などとされています。アルコールやカフェインの過剰摂取、睡眠不足、ストレスで発生しやすくなる人もいます。

【心房細動】

心房細動では、左右の「心房」（心臓が血液を受け取る部屋。隣にあって血液を送り出す部屋が左右の「心室」）が細かく震えるように動いてしまいます。

異常な電気信号によって、振動が1分間で300～数百回に達することがあります。ただし、信号は間引かれるので、心臓がこの回数で打つわけではありません。
正常な心臓の拍動は、安静時に1分間60~100回くらいですが、心房細動では心拍数100前後の頻脈が多いです。150~200回くらいまで増えることもあります。

心房細動は加齢とともに発生率が高くなります。女性より男性に多く見られます。
心房細動の患者数は、診断された人の数だけで80万人と推計されています。現実には100万人以上いるだろうと思われており、百数十万人に達するかもしれません。
心房細動の既往歴がない3542人を対象に、無呼吸症候群（睡眠ポリグラフ検査）と心房細動を調べた研究では、無呼吸症候群がなくて心房細動を発症した人が2・1%、無呼吸症候群があって心房細動を発症した人が4・3%いた、と報告されています。無呼吸症候群の人は、そうではない人よりも、心房細動のリスクが2倍以上高いわけです。

566人を対象にした別の研究では、重症の無呼吸症候群患者は、無呼吸症候群ではない人と比べて、夜間の心房細動の発生頻度が4倍以上高い、と報告されています。

脳梗塞など心原性（原因が心臓にある）血栓塞栓症《そくせんしょう》のある心房細動の患者さんと、抗凝固療法（ワーファリンなどを服用する血栓予防）によって出血性の合併症を引き起こした患者さん125例を調べた私の研究によれば、なんと96％の人で無呼吸症候群が合併していたことがわかりました。

心房細動で心臓の「左心耳」にできる血栓が、脳梗塞を引き起こす

心房細動そのものは、命にかかわるような重く深刻な不整脈ではありません。

もちろん動悸・息切れ・疲れやすいといった症状がひどければ治療しますが、**心房細動のもっとも恐ろしい特徴は、心臓に血栓《けっせん》をつくってしまうこと**です。

心房細動があると、心房の収縮が不規則になり、心房から心室へ血液がうまく送り出されにくくなります。言い換えれば、血液が心房内を流れるスピードが遅くなり、滞留しやすくなります。すると、血液がよどんで固まりやすく、血栓ができやすいのです。

とくに**「左心耳《さしんじ》」**という、左心房から耳のような形で数センチ出っ張っている袋状の部分に血栓ができやすく、心臓の血栓の90％以上が左心耳でできるとされています。

左心耳にできた血栓が、血液に乗って移動し、脳の血管を詰めてしまうと、脳梗塞《のうこうそく》になります。**脳梗塞の15％は心房細動による血栓が原因**です。

これは、75歳以上の高齢者で、高血圧・心不全・糖尿病・脳梗塞の既往歴がある人に多く発生し、無呼吸症候群とも関連があることが明らかになっています。

心房細動の治療の一つに「カテーテル・アブレーション」という手術があります。

カテーテル（直径2ミリ程度の細い管）を首や足の付け根から血管に入れ、心臓の中まで進めて、先端部分に電流を流し、異常のある部分を焼灼《しょうしゃく》する（焼く）手術です。焼いたところは電気が伝わらなくなるので、異常信号を消すことができます。

この手術を受けると70～80％で心房細動が改善するとされています。ただし、手術1年後に9割近かった「正常な脈の維持率」が、5年後に6割近くまで減った、という報告もあります。

そこで私は、2015年から**「胸腔鏡下左心耳切除術」**《きょうくうきょうかさしんじせつじょじゅつ》をおこなっています。

胸に小さな穴を開け、小さな医療用ステープラー（医療用ホチキス）を入れ、内視鏡で見ながら、心臓の外側から左心耳を切り取って、同時に縫合・閉鎖する手術です。

私の尊敬する先輩で、ニューハート・ワタナベ国際病院（東京・杉並区）副院長を務める心臓外科医・大塚俊哉先生が考案された術式で、「ウルフ - オオツカ低侵襲心房細動手術」ともよばれています。

低侵襲《ていしんしゅう》とは、メスを入れて胸を開かず、ごく短時間で終わるため、患者さんのからだにかかる負担が小さいことを意味します。

大塚先生は、左心耳は、90％どころか「心臓内にできるほとんどすべての血栓の源だ」といいます。

大塚先生が左心耳を完全切除した手術は、これまでの件数2200件のうち、脳梗塞の予防率と、抗凝固《こうぎょうこ》治療（抗凝固薬を使う治療）からの離脱率がどちらも98％という、きわめてよい成績を残しているのです。

大塚先生が左心耳手術をはじめたころ、私は「無呼吸の患者さんたちに、山ほど血栓が見つかっています。血栓ができやすい人は無呼吸である可能性が高いから、先生のところでも調べてみたら」と話し、ニューハート・ワタナベ国際病院に呼ばれてレクチャーしたことがあります。実際、心臓外科では、心臓の調子が悪いと受診する患者さんに、無呼吸症候群が続々と見つかっています。

無呼吸による血中の酸素不足が「血栓」をつくってしまう理由

ここで血栓やその治療について、お話ししておきましょう。

【血栓と治療】

無呼吸症候群では、血中の酸素が不足して「**低酸素血症**《ていさんそけつしょう》」という状態になります。パルスオキシメーターで酸素飽和度（ＳｐＯ２）を測ると、96％以上が正常のところ90％を割り込んで下がっています。

すると、からだは少しでも多くの酸素を送ろうとして、酸素の運搬役である赤血球を増やします。

赤血球が異常に増えた状態が「**多血症**《たけつしょう》」です。赤血球が増えると、血液の粘性《ねんせい》（ねばねばの程度）が強まります。

血液に含まれ血液凝固（固まって出血を止める）や血管修復などの働きがある血小板《けっしょうばん》は、酸素不足で増えはしませんが、凝固機能を高めるので、やはり血液の粘性を強めます。

血中の酸素不足は、からだじゅうから老廃物を回収する血液の働きに影響し、たとえばたまった老廃物が血液中で水分を吸収して凝集《ぎょうしゅう》し、粘性を強める可能性もあります。

また、無呼吸症候群では、サイトカインというタンパク質の分泌が増えます。これは免疫や炎症反応を強める働きをしますが、血管を内側から傷つけ、血管を広がりにくくし、血液凝固を促進することがある、とも考えられています。

こうした作用が複合する結果、血流が悪くなり血液が淀んで――いわゆる〝ドロドロ〟の状態になって（目に見えてドロドロになるわけではなく、これはたとえです）、血栓ができやすくなります。

血栓は、脳梗塞のほか、心筋梗塞・上下肢《じょうかし》（腕と足）の急性動脈閉塞《へいそく》・上腸間膜《じょうちょうかんまく》動脈閉塞（十二指腸の下部から結腸付近までの腸につながる動脈が詰まる）・腎梗塞《じんこうそく》（腎臓の動脈が詰まる）・脾梗塞《ひこうそく》（古くなった血液を処理する脾臓が詰まる）など、**さまざまな場所で動脈を閉塞させます**。

こうした閉塞が、命に関わる状況を招いてしまうことも少なくありません。

ワーファリンに代表される抗凝固薬の問題点

血液は基本、ドロドロよりはサラサラのほうがよいです。

でも、世間で「血液をサラサラにする」とされる薬をただ飲めばよい、というものでは、まったくありません。

心原性脳梗塞の一般的な予防法は抗凝固薬《こうぎょうこやく》の服用で、**代表的な薬はワーファリン**です。

人間にとってきわめて重要な血液凝固機能を抑制する薬ですから、くれぐれも慎重に使わなければいけません。

ワーファリンを「血液をサラサラにする薬」と思っている人が多いですが、じつは血液を流体力学的にサラサラに——粘り気をなくして、なめらかにするのではなく、**たんに血液を固まりにくくする薬**です。

服用すると、皮下出血（あおあざ）・鼻血・歯ぐき出血・胃や腸の出血（黒色便・血便）などが起こりやすくなるほか、肝機能障害・倦怠感・食欲不振・発熱・からだ各所の痛みやかゆみといった副作用が知られています。

使うときは、プロトロンビン時間という血液検査値を見ながら、服用量を慎重にコントロールしますが、抗凝固作用と副作用のバランスをとる量の調整が容易ではありません。

そもそも調節しにくい人がいて、抗凝固治療が必要とされた心房細動の患者さんの14〜40％がワーファリン使用不適切だった、という報告もあります。

ビタミンKを多く含む納豆や野菜で効果が失われるので食事の管理が面倒、併用を避けるべき薬が多い――といった問題もあって、使いにくい薬です。

比較的安全でワーファリンに代わると期待される抗凝固薬も登場していますが、効果が不充分、副作用が強いといった報告が相次ぎ、悩ましい状況が続いています。

ワーファリンはもともと殺鼠剤

ほとんどの人が知らず、医者も患者さんに心配をかけまいと黙っていますが、じつはワーファリンはもともと殺鼠剤《さっそざい》（ネズミ駆除薬）。

これが体内に入ると、ネズミは網膜内出血で目が悪くなり、明るい場所に出てきて、最終的に腹腔内出血で死んでしまいます。

１９５０年代、出血しやすくする薬剤だから血液を固まりにくくするはず、と狭心症や心筋梗塞などの患者に飲ませたところ、意外に効いたので使われるようになりました。
安易に薬に頼ってしまうリスクを考えていただくために、書いておきます。

制約が厳しい抗凝固薬を使う治療を長く続けると、患者さんの身体的・心理的な負担が積もり積もっていき、患者さんの「ＱＯＬ」（クオリティ・オブ・ライフ　生活の質）を大きく損なってしまう問題も、無視できません。

心原性脳梗塞を引き起こす〝血栓ができる場所そのもの〟を切り取ってしまう胸腔鏡下左心耳切除術は、抗凝固薬から離脱してＱＯＬの飛躍的な向上を期待できる点でも、非常に優れた治療法といえます。

【狭心症・心筋梗塞】（虚血性心疾患）

心臓という筋肉（心筋）は、日に10万回も収縮・拡張して、からだじゅうに酸素や栄養を含む血液を送りますが、ポンプ機能に必要な血液を、自分で自分にも送っています。

この血液が通る血管が、心臓から上へ出て全身に向かう大動脈のすぐのところから分岐し、上から冠《かんむり》をかぶせたように心臓にへばりついている「**冠動脈**《かんどうみゃく》」です。

冠動脈は「動脈硬化」によって狭くなってしまうことがあります。

動脈硬化は、高血圧や老化によって血管が弾力性を失って硬くなる病変です。進行すると「プラーク」とよばれる脂肪などの塊が、血管の内壁に蓄積して盛り上がり、血管を狭くします。昔は、血管に脂質がくっつきすぎてしまうのが動脈硬化と思われていましたが、いまでは、高血圧などで血管が傷つき、慢性的な炎症が起こることでプラークが成長していく、複雑な病変であることがわかっています。

冠動脈が狭くなると、血流が悪くなって心筋に必要な血液が不足し、胸が痛くなります。これが**「狭心症《きょうしんしょう》」**です。別に心臓の広さが狭くなるわけではありません。

さらに動脈硬化が進み、盛り上がったプラークが破れてしまうと、血栓ができ、冠動脈が完全に詰まって、そこから先の心筋に血液が行かなくなってしまいます。

これが「心筋梗塞《しんきんこうそく》」です。プラークが破裂するまで無症状のことがあります。

血液が行かなくなった心筋は、部分的に壊死《えし》してしまい、壊死が広がると心臓の収縮・拡張ができず、命にかかわる危険な状態となります。

狭心症と心筋梗塞は、ともに動脈硬化が原因で、血管が狭くなるか閉塞するかして、心筋に充分な血液が行かなくなること（虚血《きょけつ》）から起こるので、まとめて**「虚血性心疾患」**とよばれます。最近では、狭心症のうち心筋梗塞に移行しやすい不安定狭心症と、心筋梗塞を合わせて「**急性冠動脈症候群**」とよぶことも多く、研究が進んでいます。

心筋虚血によって心筋の収縮力が弱まり、心不全状態になったものを「虚血性心不全」といいます。

心筋虚血は重大な不整脈の「**心室細動**《しんしつさいどう》」を引き起こすことがあります。

心室細動では、心臓が収縮できません。患者さんは数秒で意識を失い、数分以内に治療をはじめなければ死に至ります。医療機関・駅・公民館など公共施設・デパートやコンビニなど商業施設に設置されたＡＥＤ（自動体外式除細動器）をただちに使う必要があります。スマホに「日本救急医療財団 全国ＡＥＤマップ」を入れておくとよいですね。

冠動脈症候群の患者さんが無呼吸症候群を合併する率は、冠動脈に疾患のない人と比べて2倍ほど高いです。無呼吸症候群の患者さんが虚血性心疾患を発症するリスクは、健康な人の1・2～6・9倍に達する、と報告されています。

10年以上経過を追跡したスペインの研究では、重症の無呼吸症候群が未治療の人は、心筋梗塞または脳卒中の死亡率が、健康な人の3倍も高いという結論でした。

方法7

無呼吸が、なぜ「大動脈」に深刻な障害を与え、命を危うくするかを知る

大動脈は、心臓から全身に血液を送る、からだでもっとも太い血管です。心臓から上に向かって出ると、すぐ弓なりにカーブして下に向かい、ところどころで枝分かれしています。太さは成人の胸で3センチ、腹部で2センチくらいです。

大動脈に関する病気についてお話ししたいと思います。

じつは、この**大動脈と無呼吸症候群には、とてもやっかいな関係があり、さまざまな問題点を抱えている**のです。

【大動脈瘤】

大動脈の一部に脂質のコブができる病気です。高血圧や動脈硬化で、もろくなった大動脈は、つねにかかっている血液の強い圧力に負けてだんだんふくらみ、動脈の壁に脂質が入りこんでコブになります。大動脈のどこにでもできますが、横隔膜より下にできる「**腹部大動**《だいどう》**脈瘤**《みゃくりゅう》」が4分の3くらいを占めます。上にできるのが「**胸部大動脈瘤**」です。

ほとんどの大動脈瘤は無症状です。大動脈は太いので、ふくらみやコブがあっても血液が流れ続けます。人間ドックや健康診断でレントゲン検査やCT検査をしなければ、まず見つかりません。ここが大動脈瘤の恐ろしいところです。

ふくらんだコブは壁が薄くなってしまい、前兆がないまま突然、破裂することがあるのです。すると胸や背中の激しい痛みに襲われ、大出血してショックを起こします。患者さんは、ほどなくして意識を失い、死の危機に直面します。このときは一刻を争って心臓血管外科医のもとに担ぎ込まなければなりません。

【急性大動脈解離】

大動脈の壁は、内膜・中膜・外膜の3層からできています。いちばん内側の内膜に傷や亀裂ができると、そこから**血液が流れこみ、内膜と中膜をはがすように解離《かいり》させていき、血管全体がふくらむ**ことがあります。これが「**大動脈解離**」です。

年間発生率は10万人あたり3人前後。70代が発症年齢のピークですが、40～50代の発症も珍しくありません。歌手の大滝詠一さんは65歳のとき、この病気で亡くなりました。患者さんの数は、中年で男性が女性の2～3倍ですが、高齢になると男女差が縮まります。

ほとんどの大動脈解離は、前触れなしに突然、胸や背中の激痛とともに始まります。

血管内の亀裂から流れこむ血液は、行き場がないので、解離を進行させる一方です。するとと「内膜＋中膜＋外膜」で1枚だった壁が、隙間のある2枚の壁（内膜／血液がたまっていく隙間／中膜＋外膜）になります。元の血管の外側にもう1本、細長い袋状をした別の血管がへばりついたような状態になるわけです。元の血管全体が長くふくらみ、いちばん外側の壁が薄くなると、ときに破裂し、大出血を起こしてしまいます。

解離によってふくらんだ血管が、大動脈から分岐する細い血管を閉塞させ、その先の血流が途絶えてしまうこともあります。これは**脳梗塞・心筋梗塞・消化管虚血といった非常に危険な状態で、突然死に至る恐れがあります。**

解離が始まる場所は、心臓を出て10センチくらいまでの「**上行《じょうこう》大動脈**」が多いですが、

「**下行《かこう》大動脈**」の解離もあります。上行大動脈で解離が始まると、死亡率が1時間で1％上昇するとされており、48時間以内に半数の患者さんが亡くなってしまいます。

急性大動脈解離を死因とする患者さんを分析したある調査では、61％の人が病院到着前に死亡していました。また、87％の人が、上行大動脈からの大出血が心臓の動きをさまたげる「**心タンポナーデ**」（心臓と、心臓を覆う心外膜の間で潤滑油やクッションの役目をしている心嚢液《しんのうえき》に、大量の血液が流れ込んで、たまってしまう状態）で死亡しました。

大動脈解離を招く最大のリスクは、やっぱり高血圧です。急性大動脈解離を起こす人の70～90％に高血圧の持病がある、とされています。そのほかのリスク因子には、血管の病気、妊娠、外傷（たとえば交通事故で胸を強打するなど）、先天的な大動脈弁や大動脈壁の異常などがあります。

急性大動脈解離の患者さんの98％が無呼吸症候群を合併

2003年のある研究は、大動脈解離患者の無呼吸症候群の合併率を37％と報告しています。ところが、**私の研究から**は、なんとも衝撃的なデータが得られています。

16年1月から2年間で私が治療した**急性大動脈解離の患者さん全員**（１６０人）を調べたところ、**じつに96・9％の人が無呼吸症候群を合併していた**のです。とくに若い患者さんで無呼吸の重症例を多く認めました。診断基準や診断装置の精度の違い、人種間の違いなどがあるかもしれませんが、それらを差し引いても、驚くべき高い合併率です。

大動脈解離の発症や進行には、無呼吸症候群が関係します。無呼吸による、胸腔内の陰圧増大（**65ページ②を参照**）、交感神経系の亢進《こうしん》が招く血圧サージで大動脈血管壁へかかるストレスの急激な上昇、血管内皮の障害、低酸素が引き起こす炎症や酸化ストレスによる大動脈の脆弱化《ぜいじゃくか》――などが大動脈解離のメカニズムに影響する、と考えられます。

急性大動脈解離の発症は、冬に多く夏に少ない傾向があり、時間帯では午前6～12時の発症が多いと報告されています。この発症時間帯は、早朝に無呼吸症候群の高血圧クライシスが起こり、交感神経の活性化も起床後の日中まで続くことで、説明できます。

交感神経系が高ぶって「早朝高血圧」になった状況に、ヒートショックやストレスなどが加われば、午前中の発症が多いという事実と、よくつじつまがあうのです。

無呼吸のＣＰＡＰ治療が大動脈解離の患者さんの予後を改善する、という報告はまだありませんが、今後の積極的な研究が待たれるところです。

方法 8

無呼吸が、なぜ「脳卒中」につながり、命を危うくするかを知る

脳卒中《のうそっちゅう》は、脳の血管が突然、出血または閉塞する病気です。卒中は「卒然《そつぜん》の中《あた》り」で、卒然は突然と同じく「予兆なく、だしぬけに」という意味です。

突然見舞われる症状は、からだの左右一方の筋力低下・麻痺・感覚異常や感覚消失、ろれつが回らない、錯乱する、目がかすむなどの視覚障害（片眼だけのことも）、めまい、バランス障害や運動障害（転倒）など。出血では激しい頭痛を感じることもあります。

脳卒中は、脳血管が「詰まる」か「破れる」かによって、次の3つに分類されます。

【脳梗塞】 脳血管が詰まり、その先へ血液がいかなくなって、その部分が壊死してしまいます。太い血管の内側に血栓ができるアテローム血栓性梗塞、細い血管が詰まるラクナ梗塞、心臓でできた血栓が脳の血管を詰める心原性塞栓症があります。

【脳内出血】 脳の中にある小さな血管が切れる・破れるなどして出血し、脳の機能障害が起こります。出血した場所で5つに分けられ、症状や治療方針が異なります。

【くも膜下出血】 脳本体ではなく、脳を覆う髄膜の内側層（軟膜）と中間層（くも膜）の間のすき間へ出血します。おもに「脳動脈瘤」とよばれる血管内側の壁にできたコブが破裂して、脳の表面や溝に血液があふれ出すものです。

睡眠時無呼吸症候群の患者は、脳卒中を発症しやすい

厚生労働省「患者調査」によると、**脳血管疾患**の患者数は2020年に174万人（男性94万人・女性80万人）。70代男性と80歳以上女性で多くなっています。

日本人の死因では長い間、がん・心疾患につぐ第3位でしたが、現在は老衰につぐ第4位。寝たきりになる原因の3割近くが脳卒中などの脳血管疾患で、命の危険をともなう非常に深刻な病気です。総医療費の1割近くが脳卒中に費やされています。

アメリカで4年間続いた研究によると、**AHI20以上の睡眠時無呼吸症候群の患者は、脳卒中を発症するリスクが、4倍も高まりました。**

AHI5以上で50歳以上の患者を平均3・4年間経過観察した別の研究では、無呼吸症候群ではない人と比べて脳卒中と死亡リスクが1・97倍だった、と報告されています。

無呼吸症候群は、脳の血管に悪影響を与え、血流の自動調節を乱すとともに、脂質異常症・多血症・血小板の機能亢進などで血液をドロドロにして脳梗塞のリスクを高めます。

一方、脳出血のほとんどは高血圧が原因とされます。つねに動脈へ強い圧力がかかっていれば、脳の奥にある血管が動脈硬化を起こしやすくなり、やがて血管の一部がコブのようにふくらんで、ある限界を超えると破裂してしまうわけです。

無呼吸症候群で高血圧クライシスが見られる患者さんでは、出血のリスクがさらに高くなることが明らかです。脳出血が発症する時間帯のピークのひとつが明け方5時から6時ころであることも、充分うなずけます。

ここまで、何の前兆もなく働き盛りの人を襲い、「突然死」など最悪の場合は死をもたらしてしまう深刻な病気にいくつか触れました。簡単にまとめておきましょう。

「突然死」は、医学的には「発症から死亡までの時間が24時間以内」のものをいいます。もっとも多い急性心筋梗塞をはじめ、狭心症・不整脈・心筋疾患・弁膜症・心不全など心臓病を原因とするものが6割以上で、ほかに脳血管障害や消化器疾患などがあります。

ちょっと古いデータですが、94年度の突然死に関する研究では、突然死は就寝中にもっとも多く、ついで入浴中、休養・休憩中、排便中という順でした。心筋梗塞の発作は朝方にピークがあることが知られています。

心臓病が原因の**「心臓突然死」**は、症状が出て1時間以内の短時間で死亡してしまうので、「瞬間死」ともよばれます。

その数は年間約5万人とされ、とくに多いのが急性心筋梗塞です。短時間で心臓が停止する直接の原因は、心室細動（**78ページ参照**）が大半を占めています。急性大動脈解離や大動脈瘤の破裂も即死につながることがあります。

無呼吸症候群の人は、心臓突然死を警戒してください。深夜0時〜朝6時に心臓突然死を招くリスクが、無呼吸でない人と比べて2・57倍高い、と報告されているからです。

方法 9

無呼吸が、糖尿病・ED（勃起障害）・がん・認知症を招く危険性を知る

無呼吸症候群は、循環器や脳・心血管系疾患以外の病気を合併することもあります。重要なものをお話ししておきます。最初にお話しするのは糖尿病との関係です。

【糖尿病】

「尿に糖がまじる」という病名ですが、血液中に糖がたまって高血糖《こうけっとう》（血糖値が高い）になり、多飲・過食・多尿・目のかすみ・疲れやすさなどが起こる病気です。

やがて動脈硬化などの血管疾患から、心筋梗塞や狭心症につながります。心疾患は糖尿病における死因の第1位なのです。末梢神経障害や腎臓病などにもなりやすくなり、感染症にも弱い状態となります。

血液は、つねにブドウ糖（血糖）をからだじゅうに運び、細胞はこれを取りこんで活動エネルギーに換えています。この取りこみには膵臓《すいぞう》が出すホルモンの一種「インスリン」が不可欠で、インスリンの作用が不足すると高血糖を招きます。その原因は、インスリンを産出し分泌する膵臓の能力低下、インスリンに対する細胞の感受性低下、の2つです。

生活習慣病のリスクの大きさと、睡眠の質によるがんのリスク

日本の糖尿病患者は9割方が「**2型糖尿病**」というタイプ。日本人は遺伝的にインスリン分泌が弱いとされています。そこに望ましくない生活習慣や加齢が影響して発症する糖尿病は、典型的な「**生活習慣病**」です。

患者数が年々増え続けていますが、これは現代社会そのものが糖尿病を増やす生活習慣を生み出しているから。

食べすぎ・運動不足・ストレス・酒の飲みすぎがそうですし、外食産業の隆盛・自動車社会の繁栄、肥満の増加・ストレス社会など、糖尿病を招きやすい条件がそろっています。人びとが出歩かなくなってしまったコロナ禍も、その一つというべきでしょうか。

糖尿病は、初期に自覚症状が出にくく、自分が糖尿病と気づかない人や、気づいても軽視して治療を受けない人が多いことが問題です。発症には遺伝的な要因が深く関係しているので、糖尿病の血縁者がいる人はとくに注意が必要です。

なお、加齢や生活習慣とは関係なく、膵臓の細胞が何らかの原因でこわされることで発症する「1型糖尿病」というタイプもありますが、数は少ないです。

2019年「国民健康・栄養調査」によると、日本の男性の19・7%（約1200万人）と女性の10・8%（約700万人）が「糖尿病が強く疑われる」糖尿病患者である、と推定されています。

無呼吸症候群の患者さんは、糖尿病を合併しやすいことがわかっています。肥満も基本的な理由の一つですが、睡眠中に起こる無呼吸と呼吸再開で、からだの「再酸素化」が繰り返され、インスリンの産生が増加し続け、インスリンが効きにくい状態に陥ってしまうことが原因です。

「インスリン抵抗性」が強くなりすぎてしまうのです。

男性にとって深刻なＥＤについても、無呼吸症候群が原因となっています。

【ＥＤ】（勃起障害）

睡眠は人に休息と安らぎを与えますが、さまざまなホルモンを出す内分泌器官《ないぶんぴつ》にとっては活動の時間です。ところが睡眠時無呼吸は、内分泌器官の活動をさまたげて、成長途上の子どものからだに大きなダメージを与え、思春期の性的成熟を遅らせてしまいます。

成人になって性的機能の低下やＥＤ（勃起障害）に悩む人も少なくありません。これは大きな声で語られることは少ないですが、日本社会に静かに広がる大問題です。

少子化のおもな原因は、若い世代の未婚化・晩婚化で、背景に非正規雇用など経済的な問題もある、とされます。そのとおりでしょうが、睡眠時無呼吸や不眠がもたらす性的機能の劣化も、少子化に関係しているのではないか、と私は心配しています。

頻繁な無呼吸は、ホルモンの分泌をさまたげ、血中酸素飽和度を低下させる低酸素血症をもたらします。すると、**男性ホルモン「テストステロン」の分泌を指令する脳の視床下部《ししょうかぶ》や下垂体《かすいたい》のはたらきが停滞し、ＥＤなどの症状を引き起こす**のです。

かつてインポテンツとよばれたＥＤの原因は、ストレスや不安など心理的なものか、糖尿病や動脈硬化など器質的もの、と考えられていましたが、現在は無呼吸症候群が引き起こすケースが多いとわかっています。無呼吸症候群の適切な治療を受ければ、テストステロンがふたたび正常に分泌されるようになり、ＥＤの改善が期待できます。

【がん】

がんは、日本人の死因第1位で、人びとにもっとも恐れられている病気だ、とお話ししたことを思い出してください（30ページ）。発見が遅れれば遅れるほど治る確率が低くなり、早めに治療しても再発するかもしれない、じつにやっかいな病気です。

無呼吸症候群は、生活習慣病との因果関係が医学的に証明されていますが、がんとの因果関係はあまりない、というのがこれまでの定説でした。

しかし、**「睡眠時無呼吸症候群は、がんになるリスクを高める。無呼吸とがんは大きな関係がある」**という研究結果が、米ウィスコンシン大学の内科医・疫学者から発表されています。睡眠時無呼吸は、血液を低酸素状態にして、細胞が必要とする酸素を奪います。そこで低酸素状態のマウスとふつうの状態のマウスを、皮膚がんにかからせて比べたところ、低酸素マウスのほうが皮膚がんの成長が速かった、というのです。

人についてはどうなのかも、20年にわたって研究されました。30代〜60代の参加者1522人の観察が1990年代はじめに始まり、当初から重い睡眠時無呼吸症候群だった59人が2011年11月末までに、がん関連の病気で亡くなりました。彼らが、がんになった割合は、ほかの参加者と比べて4・8倍も高かった、という結果です。

睡眠時無呼吸が、**不眠や「睡眠の質」の低下によって、間接的にがんのリスクを高めていることは明らかです。**

かぜを引いたけど、一晩ぐっすり眠ったら朝にはすっかり元気になった――こんな経験は誰にもあるでしょう。眠っている間、私たちのからだでは傷ついた細胞・遺伝子などの修復や増殖が活発におこなわれています。免疫細胞も睡眠中、かぜウイルスと活発に戦っています。そのおかげで、私たちは、かぜや疲労からうまく回復できるのです。

ところが、無呼吸で不眠や睡眠の質低下が続くと、睡眠の〝再生工場〟としての働きが損なわれてしまい、免疫力が低下します。

がんではない健康な人の体内でも、じつは毎日あちらこちらで、がん細胞が生まれており、免疫細胞が見つけしだい退治しています。

免疫力が低下すると、がん細胞を殺す働きも弱まって、がん細胞を退治しきれません。結果として、がんになりやすくなります。

【認知症】（アルツハイマー病）

２０１２年時点で、65歳以上の高齢者のうち15％が認知症で、その数およそ４６２万人と厚生労働省の研究班が推計したことがあります。

認知症の前段階である軽度認知障害（ＭＣＩ）の人も約４００万人と推計され、合わせて「高齢者の４人に１人が、認知症またはその予備軍」と思われたのです。

ところが、当面は高齢化に歯止めがかかりません。厚生労働省は15年に「65歳以上の認知症患者数は25年時点で７００万人を超える」という推計を発表しました。

このとき高齢者の数は約３５００万人ですから「**５人に１人が認知症**」。ＭＣＩ患者数を加えると、じつに「**65歳以上の３人に１人、約１３００万人が、認知症またはその予備軍**」という、日本の長い歴史で誰も経験したことのない事態が間近に迫っています。

25年には、いわゆる「団塊の世代」、第二次大戦後の「ベビーブーマー世代」の全員が75歳以上の「後期高齢者」になるので「**２０２５年問題**」ということがいわれています。認知症の爆発的な拡大もその一つです。

いびきが不自然でうるさい人や、睡眠時に呼吸が不規則になる人は、早い時期から記憶障害や思考の衰退が始まるリスクが高い、という調査研究があります。

軽度認知障害の人・アルツハイマー病患者・記憶や思考に問題のない人の3グループを対象に、睡眠時の呼吸障害の有無と治療の有無が調査されました。

その結果、睡眠時呼吸障害のある人は、治療ずみで障害のない人と比べて、平均10年ほど早く軽度認知障害を発症していた、とわかりました。軽度認知障害になった年齢は、睡眠時呼吸障害のある人が平均77歳、治療済みで障害のない人は平均90歳です。

アルツハイマー病が発症した年齢は、睡眠時呼吸障害のある人が平均83歳、治療済みで障害のない人は平均88歳と報告されています。

こうした結果は「無呼吸症候群の人が**CPAP治療を受けると、軽度認知障害やアルツハイマー病の発症を、数年から10年ほど遅らせることができる**」ことを示唆しています。

認知症の3分の2を占めるアルツハイマー病は、脳にアミロイドβ《ベータ》といういわばゴミがたまり、このことでタウタンパクというものがリン酸化されて神経細胞（ニューロン）を死滅させ、神経細胞死が広がると脳が萎縮《いしゅく》して起こる、と考えられています。

そして、無呼吸症候群その他による睡眠不足は、認知症の原因物資であるアミロイドβの排出を損ない、蓄積を増加させてしまうことがわかってきました。

脳には**「グリンパティック系」という老廃物排出システム**があります。これは12年に米ロチェスター大学の研究グループが明らかにしました。

脳には、神経細胞（ニューロン）の働きをサポートするグリア細胞が数多く存在しています。グリア細胞のうち「アストロサイト」とよばれるタイプの細胞は、脳細胞の隙間や血管周囲を流れる脳脊髄液《のうせきずいえき》（髄液）の循環をよくし、脳脊髄液が老廃物や不要なタンパク質などを集めやすいようにしています。

この脳脊髄液が、血管が豊富な髄膜にそって流れて、老廃物などが血液に出ていく仕組みになっています。

このグリンパティック系による排出処理は、ほとんどがノンレム睡眠**（200ページを参照）**中におこなわれています。

ですから、無呼吸症候群で睡眠の質が低下すると、浄化システムであるグリンパティック系の働きが弱くなります。その結果、脳内にアミロイドβ《ベータ》のようなゴミがたまる一方となって、アルツハイマー病を発症する危険性が大きくなるわけです。

方法10

「睡眠不足・不眠症」と「睡眠時無呼吸症候群」を、混同してはいけない

睡眠中の呼吸に問題がある病気をまとめて「睡眠呼吸障害」といいます。その代表が睡眠時無呼吸症候群です。

「睡眠障害」は、国際基準によれば90種類もの病気に分かれ、バラエティに富んでいることに驚かされます。睡眠というものの広大さ、奥深さの反映ともいえるのでしょう。

無呼吸症候群を見きわめ、適切な治療をほどこすには、似たような病気との区別が必要です。比較的よく見られる睡眠障害を紹介しておきます。

無呼吸症候群と区別すべき、あなどれない睡眠障害

【睡眠関連食行動障害】

睡眠途中、無意識に起きて、食べ物や飲み物を摂ってしまう行動障害で、女性に多く見られます。無意識のうちに戸棚や冷蔵庫を開けて食べ物を取り出すだけでなく、調理までしてしまったり、夢遊病と合体して、深夜にコンビニへ買い物に出たりすることもあります。

子どもが寝ぼけるような状態が成人になっても残って、それが食行動として表れてしまうのです。

日常のストレスが寝ている間に爆発してしまい、食行動に変化してしまう――などが原因と考えられています。

自分の行動を制御できず、悩み苦しんでしまうことが大きな問題で、重症のものはうつ病につながります。これという治療法は定まっていませんが、ほかの睡眠障害にともなって起こる二次性障害であれば、原因となっている睡眠障害を治療します。ストレスが原因と考えられるときは、その低減を優先して、改善する場合もあります。

【レム睡眠行動障害】

からだは本来、レム睡眠期（**202ページを参照**）に夢を見ても、筋肉は動かないようになっています。

しかし、この仕組みが何らかの原因によってうまく働かなくなり、見ている夢のままにからだが動いてしまうことがあります。

たとえば悪い夢を見て、誰かを攻撃しようと手を振り上げたり、何かから逃れようと走り出したりします。隣で寝ている人がけがをする、本人が壁や窓ガラスに激突する、といったことが現実に起こります。

この行動障害になる人の大半は50歳以上の男性です。加齢による神経伝達障害、脳のストレス、過度の飲酒などが原因とされています。根本的な治療法はわかっておらず、薬による対症療法をおこないます。

【むずむず脚症候群】（レストレス レッグス症候群）

おもな症状は、足がむずむずする、ピリピリする、しびれる、虫が這っているような不快な感覚などで、別名のとおり足が休まりません。睡眠時や安静時に多くみられ、夕方から眠る前にかけても出やすいです。

この病気で寝つけない、夜中目覚めてしまうなど、睡眠がさまたげられると、日中の眠気や疲労感が強まり、生活に支障をきたします。

8割の患者さんが、睡眠中、無意識に脚が動いてしまう「周期性四肢《しし》運動障害」を併発し、いっそう眠りが浅くなって熟睡できません。

原因は、遺伝的要因・神経伝達物質ドーパミンの機能低下・鉄代謝の異常（鉄不足がドーパミン合成に影響している恐れ）などが疑われていますが、完全にわかっているわけではありません。

【ナルコレプシー】

日中耐えがたい眠気に襲われ、突然眠ってしまうことがある病気です。仕事・授業中や緊張して当然の状況で、「睡魔」ともいうべき眠気が襲い、前の晩眠れたかどうかに関係ないので予測がつきません。

しかも、1～2時間おきに繰り返すことがあり、対処が難しい。驚きや怒りといった感情的な刺激が、突然の眠りを誘発することがあります。

寝入って時間があまりたたないうち目覚め、からだを動かせず声も出せず、不安を感じる「睡眠麻痺」（本人は「金縛りにあった」と思うかもしれません）、寝入ってしばらくして幻覚を見る、または現実と夢が入り混じったような幻覚を経験する「入眠時幻覚」も、ナルコレプシーの症状として知られています。

おもな原因は、覚醒をうながし睡眠を調節する働きのある脳内神経伝達物質の一つ「オレキシン」の欠乏と考えられています。遺伝的要因や免疫系の異常を指摘する人もあり、複数の原因がからみあっているかもしれません。

中枢神経刺激剤など薬物治療のほか、規則正しい睡眠、計画的な短時間の昼寝といった「行動療法」も有効とされています。

方法11

無呼吸症候群は、女性や子どもでもかかることを忘れない

睡眠時無呼吸症候群は、中高年で太り気味の男性に多い、と思われがちです。大いびきをかくのもそんな人で、酒好きが多そう、となんとはなしにイメージされています。

でも、無呼吸症候群は、女性でも珍しくありません。

いびきをかく女性が、男性より極端に少ないわけでもありません。登山が趣味のある夫婦は、よく山小屋で5人ほど同室で泊まるが、5人のうち女性はいつもその奥さんだけ。年寄

りもいて、いびきをかくのは5人中3人くらい。いちばん大いびきなのが、たいていその奥さんで、検査して無呼吸症候群とわかり、いまはCPAPを使っているそうです。

女性は、とくに50歳前後の更年期（女性が閉経する時期）以降、無呼吸症候群になる人が増えます。**30〜40代の無呼吸症候群は、男性のほうが圧倒的に多いのですが、女性は50代に入ると一気に数が増えて、60代では、男女の数がほとんど同じくらいになります。**

急増の原因は、更年期を境に女性ホルモンのエストロゲンなどが減少して、ホルモンバランスが変化することではないか、とされていますが、いまひとつはっきりしません。というのは、女性の無呼吸症候群の患者さんにエストロゲンなどのホルモン補充をしても、あまり効果が見られないからです。

20年ほど前は、睡眠時無呼吸症候群の発症率は性別で大きく違い、男対女＝10対1とされていました。最近のアメリカの報告によれば、おおよそ2対1となっています。

ところが、診療の現場で、無呼吸症候群で受診する人の男女比を見ると、10対1まではいかなくても、それに近い数字。5対1ということはなくて、8対1くらいでは、と思っている医師もいるようです。

・一般的に女性は、どんな病気でも、なかなか病院に行かない傾向がある。
・「よく眠れない」ことを更年期の問題と結論し、無呼吸症候群に思いいたらない。
・「男性ではないから、自分は無呼吸症候群になりにくいはずだ」と思っている。
・「いびきがうるさい」と注意する人がいない（夫のほうが妻よりうるさいので）。
・いびきを「恥ずかしい」と思う女性が多い。
――といった理由があるかもしれませんが、よくわかりません。

いずれにせよ、無呼吸症候群は、軽いうちに対応したほうがよいに決まっています。みなさんは、女性でもかかることが全然珍しくない病気だ、と肝に銘じてください。

いびきの原因には、小アゴや歯の噛み合わせの悪さも

中年でなくても、いびきをかく若い女性というのは結構います。
別に肥満ではなく、むしろやせている場合のほうが多いくらいですが、アゴが小さい人や、歯の噛み合わせの悪い人に見られます。「彼氏との旅行で大いびきをかいちゃったらどうし

よう」と悩んでいる女性も、少なからずいるようです。

20代前半のやせた女性から、「私、いびきがひどいんです」と相談されたことがあります。「眠りが浅く、ぐっすり寝た感じがない」というので検査をすると、無呼吸症候群ではありませんでしたが、その手前の「上気道抵抗症候群」と思われました。

そこで私は、昔つくった空気入りのリュックサックを渡し、つけて寝るようにさせました。背中にふわふわした出っ張りがあるので、横向き姿勢で寝ることになり、いびきがなくなります。

その後「私、リュックなしでも、いびきをかかなくなりました」というので検査をしたら、たしかにいびきがありません。どういうわけか聞くと、彼女は歯の噛み合わせがよくないので、結婚が決まって歯科に通い、歯並びをよくする矯正治療をしていました。

この例からも、**睡眠には歯の噛み合わせが重要**であることがわかります。たいていは横向き寝をする、**マウスピースをつけるといった対応で確実に改善します**。

大きい顔、平べったい顔、いわゆる「エラが張った」顔などを嫌がり、小顔や小アゴに憧れる若い女の子たちが少なくないようです。「細い卵形の顔がいい」「頬から顎がすーっとシャープなVラインになりたい」などと、美容整形をやろうと思う人もいるかもしれません。

しかし、アゴが小さい人は、先行き無呼吸症候群になりやすい。歯並びをよくすることはからだによいですが、容姿容貌ばかり気にしてからだによくない手術を選んでしまったら本末転倒です。理想ばかり追い求めず、着実な健康増進を心がけてほしいものです。

わが子の無呼吸症候群を見つけて受診させるのは〝親の責任〟

子どもも無呼吸症候群になります。おもな原因は、扁桃肥大やアデノイド肥大、噛み合わせの悪さ（上前歯が下前歯を2～3ミリ隠すのがふつうのところ、上前歯が出すぎて下前歯を大きく隠す「過蓋咬合《かがいこうごう》」ほか）、肥満、下アゴが極端に小さい先天的な問題、などです。

重い無呼吸症候群は子どもの成長に悪影響を与えてしまいます。

アレルギーによる鼻づまりが無呼吸症候群を悪化させることも、少なくありません。


無呼吸症候群の子どもは、ほぼ100％いびきをかきます。中枢性はまずないと考えてよいでしょう。寝つきの悪さ・熟睡感の欠如・倦怠感・寝汗・朝起きたときの頭痛など、症状の多くは大人と共通します。ただし、日中の眠気については、あまり感じないままに動きまわっている子が多いようです。

いびきがひどい子に口呼吸・過度の「おねしょ」・極端な集中力低下・学習障害や行動障害（多動性・衝動性・攻撃性）などが見られたら、受診を強くお勧めします。

子どもの無呼吸症候群を発見して治療させることは、親御さんの責任だと思います。

扁桃腺（いまでいう扁桃）が腫れて学校を休みがちな子は、昔からいました。高学年になる手前くらいに手術を受けて扁桃腺を切ると、嘘のように元気になり、集中力もついて成績も上がり、私立中学に受かった――という話が珍しくありません。

無呼吸症候群の大人は、おもに舌の根っこの部分が閉塞しますが、子どもは扁桃やアデノイドの肥大が問題で、切るとあっさり解決することが多いといえるでしょう（１２４ページを参照）。

第二章

自分が無呼吸症候群かどうか、確かめる

―〝おのれ〟を知らない無自覚が、人生を危うくする―

方法12

「自覚のない人が圧倒的に多い」ことの恐ろしさを、よく考える

睡眠時無呼吸症候群のいちばん恐ろしいところは、当の本人が「病気にかかっている」と自覚していないケースが、非常に多いことです。

ケガは、からだの外に原因があり、出血や痛みをともなうので、失神でもしないかぎり誰でも気づきます。頭でも腕でも内臓でもどこか痛ければ、そこに何かしら問題があるとわかりますし、出血や痛みが止まらなければ病院に駆け込むでしょう。

ケガに対して病気は、見えないからだの中で起こり、時間をかけて悪化します。ごく初期の段階では症状は表れず、ある程度進んでから出るのがふつうです。そもそも症状が出ない、出にくい、出ても自覚しにくい病気もあります。本人が気づきにくい代表的な病気は、肺がん・乳がんはじめ多くのがん、高血圧、糖尿病、腎臓病などでしょう。

無呼吸症候群は、これらの気づきにくい病気とも、際立った違いがいくつかあります。

寝ているときの病気で、日中に苦しさを感じないのが怖い

第1の違いは、睡眠障害以外の病気が、昼夜を問わずつねにじわじわ進むのに対して、睡眠時無呼吸症候群は、最大の特徴である**無呼吸・低呼吸が「寝ているときだけに、寝ているからこそ起こる」**ことです。

無呼吸や低呼吸は、起きて活動しているときには、発生しません。寝ているときは、筋の弛緩や寝る姿勢の影響で発生しますが、なにしろ本人が寝ているので、苦しさを感じませんし、いびきのうるさい騒音にも気づきません。

呼吸が何十秒も止まれば「ちょっとは苦しいと感じそうなものだ」と思うでしょうが、睡

眠中は刺激に対する脳の感覚や反応が鈍くなっているので、起きていれば感じるはずの苦しさを感じないことが多いです。脳が短時間覚醒して無呼吸から呼吸を再開しますが、からだは眠ったままで、脳も無意識のうちに眠りに落ちてしまいます。

だから、本人が病気にかかっていることに気づきません。

第2に、自覚できる症状の多くが、眠い、だるい、頭がもやもやする、頭が痛いなど、漠然としているうえ、**原因があれこれ考えられそうな一般的な問題なので、無呼吸症候群という特定の病気に思い当たりにくい**ことです。

- 朝起きたとき熟睡感がない。日中も眠気がなかなか抜けない。
- 朝起きがけに頭痛がする。だるさや倦怠感がある。
- 昼間、仕事中や車の運転中に、つい、うとうとしてしまう。
- 一日中どうも頭がもやもやする。しっかり集中できない。

こういったことは、「毎日忙しくて疲れが抜けないのだろう」「このところずっと寝不足気味だったからなあ」「先週は職場のトラブルが相次いだからストレスがたまりすぎたかな」

などと思う人が大勢いても、全然おかしくないですね。

とくに頭痛は、さまざまな原因から起こります。脳に腫瘍・血栓・外傷といった物理的な問題がなくても、ストレス・緊張・肩や首のコリ・目の疲れ・歯のかみ合わせの悪さなどで起こり、高血圧でも起こります。そんな頭痛のどれかに違いないと納得してしまい、無呼吸症候群など思いもよらないことが多いのです。

第3に、無呼吸症候群に気づかないままでいると、すでにお話ししたように、それが**別の気づきにくい重大な合併症を引き起こしてしまう恐れがある**ことが問題です。

長い間がんに気づかなくても、基本的にはそのがんが大きくなるだけでしょう。でも、無呼吸症候群に気づかないと、無呼吸症候群そのものが悪化するだけでなく、それを原因とする合併症が気づかないうちに進行してしまうかもしれないわけです。

読者のみなさんは、右の第1～第3の恐ろしさを、よく噛みしめてください。

みなさんを脅かすつもりは毛頭ありませんが、ちょっと怖くなった人もいるのではありませんか？　そう感じたら、自分が睡眠時無呼吸症候群になりやすいかどうか、本書を読み進んで確かめてください。

方法13

こんな「からだ」の人が無呼吸症候群になりやすい、と認識する

ほかの人と比べて、とくに「睡眠時無呼吸症候群になりやすい人」がいます。

まず、「からだ」にどんな特徴のある人が無呼吸症候群になりやすいか、をみていきましょう。どんな特徴的な「症状」の人がなりやすいかは、次の項目でお話しします。

箇条書きの見出しにつけたＳＡＢＣは、おおよそ次の意味と思ってください。

Ｓ……とくにリスクが大きい。**「要警戒!!」**

A……リスクがある。「**要注意！**」

B……リスクはあるがAより小さく、例もAより少ない。「**注意**」

C……リスクはあるがさらに小さく、例もなお少ない。「**留意**」
□は、たとえば「たしかに当てはまる」→◎、「たぶん当てはまる」→○、「当てはまるかどうかわからない」→△、「間違いなく当てはまらない」→×と書き込むなど、ご自由にどうぞ。再記入用や奥さん用にも使えるでしょう。

無呼吸症候群と診断された患者さんの多くは、からだや症状の特徴が、ここで紹介するいずれかに当てはまります。SやAの項目がいくつも当てはまる人もいます。

診断されたことがないのに、項目がいくつも当てはまる人は、将来必ず無呼吸症候群になると決まったわけではありませんが、当てはまらない人より発症リスクが間違いなく大きい、といえます。そうとわかれば、自分を無呼吸症候群の〝予備軍〟と考えて、生活習慣の改善に取り組む必要があります（**第四章を参照**）。

とくにSやAの項目がいくつも当てはまる人は、すでに無呼吸症候群なのに、診断がついていないだけかもしれません。この章を熟読して無呼吸症候群のおそれが強いと思われたら、早めに病院へ行ってください（**第三章を参照**）。

「こんな人がなりやすい!」チェックシート1

①肥満（BMI25以上の人）……S　□□□□

肥満の人が睡眠時無呼吸症候群にかかるリスクは、肥満ではない人の3倍とされています。無呼吸症候群の患者さんの7割程度が肥満ともいわれています。軟口蓋《なんこうがい》・喉のまわり・舌の付け根（舌根《ぜっこん》。舌の後方3分の1の自由に動かせない部分）などに脂肪がたっぷりついてしまい、上気道が狭くなるからです。

39ページの図を改めて見て、それぞれの場所をおさらいしてください。二重アゴの太った人がいますが、もちろん外からよく見えない場所も太ります。

問題は、何をもって「肥満」というかです。背が高い人や、アスリートなど体脂肪率が低い筋肉質の人は、それなりに体重があるので、重いから即、肥満とはいえません。

ある人が肥満かどうかは「BMI」（ボディ・マス・インデックス　体格指数）という指標で判定します。これは**「体重÷（身長×身長）」**という式で求めた数値。使う単位はキログラムとメートルです。

身長165センチで体重75キロの人は75÷（1・65×1・65）＝75÷2・72＝27・55だ

《肥満のあらまし》

◎BMIの計算式

$$\mathrm{BMI} = \frac{\text{体重(kg)}}{\text{身長(m)} \times \text{身長(m)}}$$

◎BMIによる肥満度の分類(日本肥満学会)

BMI (kg/m^2)	判定
<18.5	低体重
18.5≦～<25	普通体重
25≦～<30	肥満(1度)
30≦～<35	肥満(2度)
35≦～<40	肥満(3度)
40≦	肥満(4度)

BMIが22になる体重を理想体重(標準体重)といい「(身長×身長)×22」で求めます。身長165センチならば1.65×1.65×22＝約59.9キロが理想。BMIが35キロを超えるものを「高度肥満」と呼びます。

◎肥満の人(BMI25以上)の割合

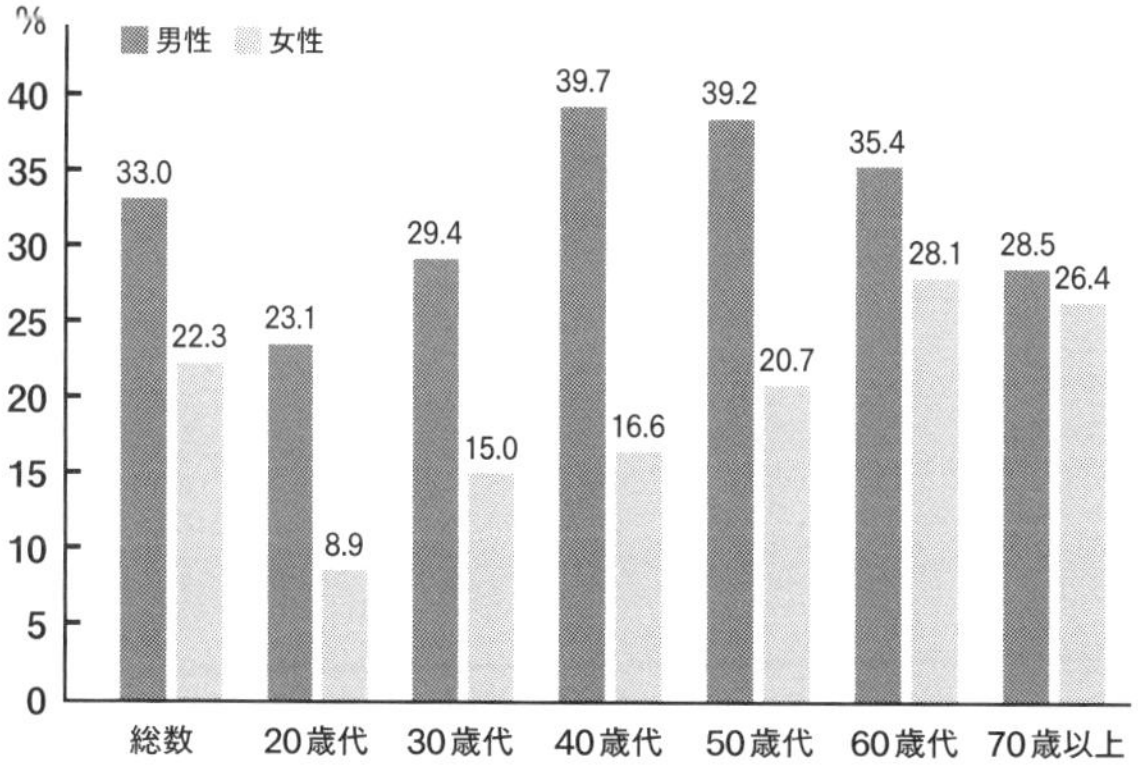

※男女・年齢階層別、20歳以上、ただし妊婦を除く。
出典:厚生労働省「国民健康・栄養調査報告」2019年

からＢＭＩは27・5。ご自分のＢＭＩを、いますぐ計算してください。

体重は変動が大きく、朝起きたとき測った体重が、夜寝るとき0・5～2キロ増えていても、ふつうのことです。右の人はＢＭＩ27～28くらいと思えばよいでしょう。

ＷＨＯ（世界保健機関）は「ＢＭＩ30以上」を肥満と決めています。この基準に従うと欧米では国民の20～30％くらい、日本では3～4％の人が肥満とされます。

でも、日本人は欧米人ほど太っていません。欧米・南米・東南アジアなどに取材したテレビ番組で、とてつもなく太った人をよく見ますね。ああいう日本人は、相撲取りや巨大体形を売りにしているらしい芸人をのぞけば、ほとんど見かけないでしょう。

にもかかわらず、肥満から高血圧・糖尿病といった病気にかかる人の割合は、欧米も日本もあまり変わりません。ということは、日本人は肥満の程度が軽くても、肥満の関係する病気にかかりやすい。言い換えれば、肥満に対する感受性が強い。だから、肥満を判定する境界線を欧米より低く設定して、太り気味の人に注意喚起したほうがよいですね。

そこで日本肥満学会は「**ＢＭＩ25以上**」を肥満と決めています。

ＢＭＩが25を超えると脂質異常症・糖尿病・高血圧など生活習慣病のリスクが2倍以上になり、30を超えると積極的な減量治療が必要とされています。30を超える肥満の人では無呼

吸症候群が7倍も多くなります。

②上半身が太っている（リンゴ型体形）……A　□□□□

昔は「デブ　デブ　百貫デブ」（百貫は375キロ）や「下半身デブ」なんて悪口がありましたが、最近あまり聞きません。ダイエット業界では、上半身肥満を「リンゴ型」、下半身肥満を「洋ナシ型」、全身やせた人を「バナナ型」と呼ぶようです。

リンゴ型の人は、腹・胸や背中・首まわり・ウエストなどに脂肪がつきやすい。首が太くて短い人や、おなかだけポッコリふくれている人も（便秘でなければ）このタイプ。

男性や更年期以降の女性に多く、内臓を取り囲む**「内臓脂肪」**がたまりやすいです。

内臓脂肪がつきすぎると、肺や、呼吸にたずさわる筋肉・膜を圧迫しますから、無呼吸症候群につながりやすいといえます。**内臓脂肪のつきすぎは、肥満・高血圧・高血糖・脂質異常などが集積する「メタボリック症候群《シンドローム》」にも直結**します。

洋ナシ型の人は、女性に多く、尻・太もも・下腹部などに脂肪がつきやすいです。

こちらの脂肪は「皮下脂肪」。つきすぎると骨や関節に問題が出たりしますが、内臓脂肪ほどからだに悪さするわけではなく、あまり心配しなくてよいでしょう。

③下アゴが小さい……A　□□□□

人類は太古の昔、固いものでもまずいものでも、手に入れば選《よ》り好《ごの》みせず口にして、生命を維持できるギリギリの食生活を送っていました。

しかし、農耕や牧畜が始まり、活動範囲も広がっていくにつれて、より食べやすくおいしいものを好むようになります。石器時代は「焼く」か「炙《あぶ》る」かだけだったのが、土器の時代に「煮る」ことを覚えるというように、調理法も発達します。こうして嗜好重視の食が広がれば広がるほど、人間のアゴは小さくなる一方となりました。

とくに日本人は、農耕や漁が主で動物の肉を長く食べなかったせいか、アゴの発達が少なく、欧米人よりも下アゴ（下の歯が載っている骨）が小さいとされています。

上気道という管《くだ》は、上アゴ・下アゴ・頸椎《けいつい》などの硬い骨からできた〝容器〟に、やわらかい組織に囲まれた状態で入っている――と見なすことができます。

すると、容器が大きい欧米人は、上気道を囲む組織に脂肪がついても、外側（容器の壁側）に向かってふくらむ余地が大きいので、管を狭《せば》めにくい。ところが、容器が小さい日本人は、上気道を囲む組織に脂肪がつくと、外側へふくらむ余地が小さい。だから組織が管をつぶす方向にふくらんで、上気道が狭まりやすいわけです。

　これは、欧米人のほうが日本人より肥満が多いにもかかわらず、無呼吸症候群になる人の割合に大差がない理由の一つです。実際、**日本人の睡眠時無呼吸症候群の約3割はアゴが小さいことが原因だ**、と考えられています。

　標準体型の人や、やせた人でも、下アゴの問題によってはいびきをかきますし、無呼吸症候群のリスクも低くないことをお忘れなく。小顔や小アゴを理想とする若い女の子たちが多いと思いますが、小さいアゴは無呼吸症候群の予備軍かもしれません。

④下アゴが後退気味（下顎後退）……A　□□□□

　あくまで一般的な話ですが、欧米人やインド人などと比べると、日本人は、彫りが浅く平べったい顔（いわゆる「弥生顔」）の人が多く、鼻も低いでしょう。

　1982年の『歴史時代における日本人の顎顔面形態の推移』という論文には、「縄文時代後期以降、日本人の顔の大きさは、とくに顎部《がくぶ》と下顎部《かがくぶ》の全高が拡大し、奥行きが短くなっていることが明らか」「（下顎の形状が）より短い下顎枝《かがくし》と優勢な前角を備えた、より細いものへと変化した可能性が非常に高い」とあります。

３万数千年前の日本列島には人が住んでいました。いまから３～４０００年くらい前に顔面形態が大きく変わりはじめたのだとしたら、東アジアから渡来人が増えて、以前からいた人びとよりも多くなった、というような出来事があったのかも。


いずれにせよ日本人は、頭蓋骨の奥行きが短い「短頭」で、頭蓋骨の一部である上アゴと、そこにU字型にはえている歯の奥行きも短く、幅が広い。さらに③でお話ししたように下アゴが小さく、下アゴの骨の奥行き（横から見た幅）が狭い。

こうした顔の骨格形態から、顎が前に突き出ておらず、後方によりがちな人が多い。

そういう人は、上気道が狭くなって無呼吸症候群になりやすい、と考えられます。

⑤口蓋垂《こうがいすい》（のどちんこ）が大きい、または長い……B　□□□□

口の蓋《ふた》から垂れると書く「口蓋垂《こうがいすい》」は、いわゆる「のどちんこ」のことです。

自分の舌先を、上前歯の裏側根元から、口蓋（口の天井部分）に触りながら後ろのほうへ動かしてみてください。３分の２くらいのところから奥が柔らかくなっていることがわかるでしょう。手前側を「硬口蓋」、奥側を「軟口蓋」といいます。軟口蓋の奥中央にブラ下がっているのが、のどちんこです。軟口蓋の裏側は「口蓋帆《こうがいはん》」といって、食べたものを飲み込むとき、鼻腔（鼻の空間）と口腔の間を閉じる働きをします。

口蓋垂は、一般に口内の大きさに比例する、とされます。口があまり大きくないのに口蓋垂が大きく長い人は、そうでない人より気道が狭いでしょう。疲労や飲酒によって口蓋垂が軟口蓋や舌根とともに腫れて大きくなると、いびきの原因になります。口蓋垂がもともと大きい人は、いびきをかきやすく、無呼吸症候群になりやすいといえます。

麻酔科では、気道確保や薬物投与のため、やわらかいチューブを気管に入れることがあります。事前に患者の口の中を見て、入れるのが難しそうならベテランが対応したりするのです。このとき**「マランパティ分類」（125ページを参照）**という指標が使われます。

どの分類に入るかは、自分でだいたいわかります。椅子に姿勢よくすわり、声を出さずできるだけ口を開き、舌をできるだけ前に突き出したところを真正面から見て、分類図と比べます。鏡を使っても、スマホ自撮りでも、誰かに見てもらってもよいでしょう。

マランパティ分類については、「Ⅲ類とⅣ類は、無呼吸症候群が存在する確率が2倍以上になる」「類の段階が1つ増えると、睡眠時無呼吸・低呼吸の回数が1時間あたり5回増える」という報告があります。

⑥扁桃が肥大している（扁桃肥大）……B □□□□

扁桃《へんとう》（厳密には「口蓋扁桃《こうがいへんとう》」）は、のどちんこの左右脇、奥のほうにあるリンパ組織の塊です。立てた卵を横からつぶしたような形から〝アーモンド〟の名前がついています。「扁桃腺」は昔の呼び方で、分泌器官ではないので、いまは「腺」の字を省きます。

表面は、ところどころ穴がある、でこぼこした粘膜状で、鼻や口から入ってくる空気中の細菌・ウイルス・アレルゲン（アレルギーの原因物質）・異物などを吸着します。するとリンパ球（白血球の一種）が活性化して、病原体を攻撃する抗体をつくり、扁桃はじめ、からだ全体の免疫反応が高まります。たとえば、かぜウイルスを撃退してくれるから、ウイルスが体内に入っても、かぜを引きにくいわけです。

口蓋垂の両脇の鼻奥にある「咽頭扁桃《いんとう》」（アデノイド）、その下にある「耳管扁桃《じかん》」、舌の付け根にある「舌根扁桃《ぜっこん》」も、扁桃とともにのどを取り囲んでいる免疫器官で、同じ働きをしますが、外から見えるのは扁桃だけです。

《口の中（口腔）は、こうなっている》

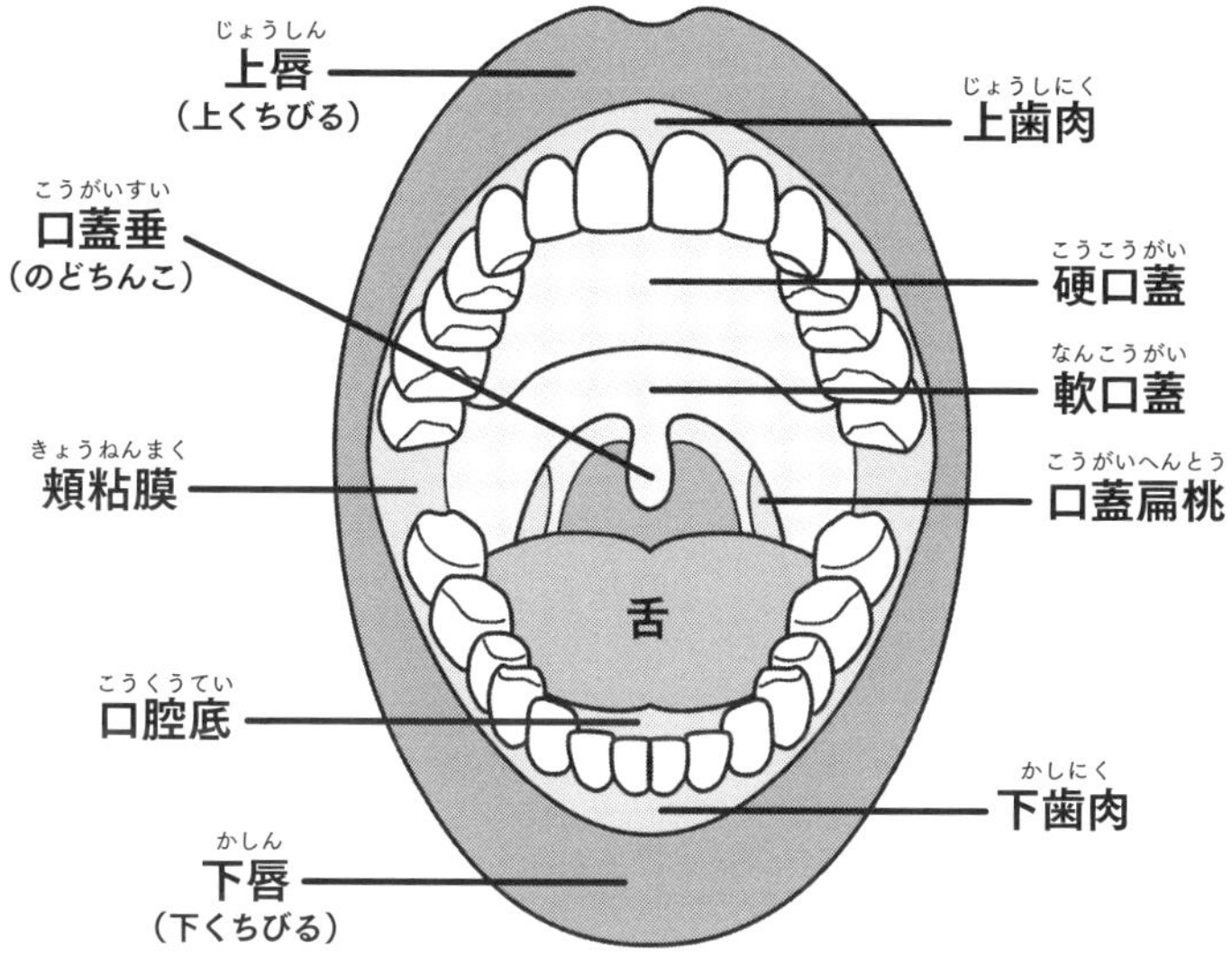

《マランパティ分類》

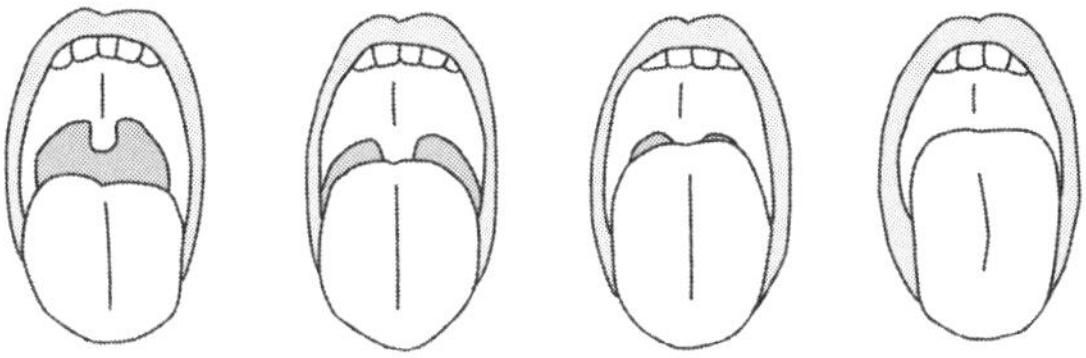

I 類	**II 類**	**III 類**	**IV 類**
扁桃・口蓋垂・軟口蓋が完全に見える。	扁桃の上部・先端が隠れた状態で口蓋垂／硬口蓋／軟口蓋が見える。	軟口蓋と口蓋垂の根元部分だけが、かろうじて見える。	硬口蓋だけが見え、口蓋垂がまったく見えない。

※「マランパティ」はインド出身の麻酔科医の名前

扁桃にはいつも細菌やウイルスがいるので、それが優勢になって炎症を起こすことがあります。腫れると大きくなり、気道を狭くします。

昔「かぜで扁桃腺が腫れた」といったのは、このことです。しばしば中耳炎の原因にもなります。

とくに子どもは、炎症と関係なく、2〜3歳から扁桃やアデノイドが大きくなり、6〜7歳をピークとして、10歳ころまでに小さくなるのが一般的です。感染症に対抗するため成長期に、からだと比べた相対的なサイズが大きくなるわけです。「扁桃肥大」や「アデノイド肥大」は、子どもが無呼吸症候群にかかる大きな原因です。

大きさには個人差があり、扁桃肥大は成人にも見られます。すると当然、無呼吸症候群になりやすいと考えられます。

⑥鼻筋が曲がっている（鼻中隔彎曲症）……C　□□□□

鼻筋というのは、多くの人がだいたい真っ直ぐですが、多少曲がっていても、困るような症状がなければ、ほうっておいてかまいません。

でも、鼻の内部空間を左右に分ける「鼻中隔《びちゅうかく》」という仕切りがひどく曲がっていると、**慢性的な鼻づまり・頻繁な鼻血・口呼吸・いびきなどの症状が強く出る**ことがあります。これが「鼻中隔弯曲症《びちゅうかくわんきょくしょう》」で、無呼吸症候群の原因になることがあります。

鼻中隔は、骨と軟骨の板からできている縦壁で、骨より軟骨のほうが成長スピードが速いため弯曲が生じます。

鼻の形は、成長の著しい思春期ころまで変わりやすいです。

ちょうどそのころ、子どもたちは顔のことをとても気にするので困りもの。ニキビもそうですね。成長期の手術はなるべく避けたいので、鼻づまりなどの症状がよほどひどくないかぎり薬で治療し、「しばらく様子を見ましょう」という話になるでしょう。

まとめ

こんな「からだ」の人が無呼吸症候群になりやすい

① 肥満（BMI25以上の人）……S

② 上半身が太っている（リンゴ型体形）……A

③ 下アゴが小さい……A

④ 下アゴが後退気味（下顎後退）……A

⑤ 口蓋垂《こうがいすい》（のどちんこ）が大きい、または長い……B

⑥ 扁桃が肥大している（扁桃肥大）……B

⑦ 鼻筋が曲がっている（鼻中隔彎曲症）……C

方法14

こんな「症状」の人が無呼吸症候群になりやすい、と認識する

114ページのSABCを参考に、どんなリスクがあるかチェックしてください。

チェックシート2

①無呼吸・低呼吸が見られる（と家族などに指摘される）……S　□□□□

この症状は病気とイコールです。すぐに受診してください。

②大いびきをかく（と家族などに指摘される）……A　□□□□

いびきのメカニズムは方法3でお話ししました。睡眠時無呼吸症候群によるいびきは、次のような特徴を示す場合があることを追加しておきます。

- いびきが長時間続き、音が大きい。騒々しい、荒々しい、と感じられることも。
- いびきが、呼吸と一致しない不規則なパターンになることがある。
- いびきと無呼吸（いびき音がしないか、ごく静か）を交互に繰り返すことがある。
- 呼吸が再開するとき、あえぐような音のすることがある。

③睡眠時に身体の異常な動きがある（と家族などに指摘される）……B　□□□□

無呼吸症候群では、無呼吸から呼吸が再開するとき、手足を激しく動かす、手で顔や胸などをこする、といった動作が見られることがあります。本人は気づきませんが、ふとんなどを蹴っ飛ばした跡から、「自分は寝相《ねぞう》が悪い」と思っているかもしれません。

異常な動きは、脳が一時的に覚醒して交感神経（208ページを参照）が活性化され、からだが興奮状態や不快に近い状態になる、呼吸筋などが大きく動くなど、複数の要因が重なって生じます。

④朝起きたとき熟睡感がなく、日中強い眠気を感じる……S　□□□□

無呼吸・低呼吸は睡眠を断片化させ、一晩を通して（脳の）覚醒時間を長く、睡眠時間を短くするので、熟睡できません。

朝起きたときに熟睡感を得られないため「全然、眠れなかった」と感じます。熟睡感の欠如は、日中の眠気・うとうと・もやもや感・ボーッとした感じにつながっていきます。倦怠感・だるさ・集中力のなさ・記憶力の低下なども、これに含めてよいでしょう。

とくに運転や重機の操作など眠ってはならない仕事の人は、見逃してはいけません。

⑤朝起きたとき、頭痛がある……B　□□□□

日中や夜には頭痛がないのに、とくに朝起きたときだけ頭痛を感じる人は、無呼吸が関係しているかもしれません。無呼吸症候群の頭痛は、こんなメカニズムで起こります。

寝ているあいだ無呼吸が積み重なっていくと、血液の二酸化炭素濃度が高まり、酸素不足に陥ります。すると人間のからだは、心臓が心拍数を増やすほか、酸素濃度を高めるために血管を広げて、血液が流れる量を増やそうとします。

人間のもっとも重要な組織の脳は、とくに多くの酸素（とブドウ糖）を必要とします。

脳の重さは体重の2％ほど（成人男性1350～1500グラム、成人女性1200～1250グラム）にすぎないのに、脳を回っている血液量は、心臓が送り出す血液量の15％も占めるのです。脳の酸素消費量は、全身の消費量の20％にも達します。

ですから、血管の収縮・拡張作用は全身どこにも備わっていますが、とりわけ脳で強く働きます。ところが脳は、全体が頭蓋骨に囲まれていますから、血管が広がる余地があまりありません。だから、脳の血管の拡張が頭痛につながります。

頭痛は頭全体で感じることが多いです。この点で偏頭痛（片頭痛）や局所的な頭痛（頭皮の傷や炎症、特定の場所の神経圧迫・腫瘍・血管異常などによる）と区別できるかもしれません。知覚神経がない脳は痛みを感じませんが、頭蓋骨と脳の間にあって脳を包むように保護する「髄膜《ずいまく》」には知覚神経があり、刺激や圧迫を痛みとして感じます。

起きがけの頭痛は高血圧や二日酔いでも起こりますから、すべてが無呼吸症候群のせいとはかぎりません。でも、「ＣＰＡＰを始めたら朝の頭痛が消えた」という患者さんが少なからずいることをお忘れなく。

⑥朝起きたとき、とても喉が渇く……B　□□□□

寝ていると何時間も水分をとらないので、暑い夜で寝苦しく汗をかけば、朝起きたとき喉《のど》が渇いて当然です。でも、暑くないのに毎日とても喉が渇く人や、喉が赤くなっている人は要注意。無呼吸で息が苦しく、寝ているあいだずっと**「口呼吸」**だったため、喉がひどく乾燥してしまったのかもしれません。人は鼻でも口でも呼吸できますが、**「鼻呼吸」**のほうが望ましいことは後述します（２４２ページを参照）。

⑦寝汗《ねあせ》がひどい……B　□□□□

無呼吸症候群の人は、交感神経の活性化、浅い眠り、体温調節が妨げられるといった問題から、ひどい寝汗をかくことがあり、喉も渇きます。これは暑さのせいだけで汗をかくこととは異なります。ただし、すべての患者さんに寝汗が見られるわけではありません。

⑧頻繁な夜間のトイレや覚醒……B　□□□□

睡眠中の無呼吸は、利尿作用のあるホルモンの分泌を増やすことがわかっています。そのため無呼吸の患者さんは、夜間尿がかなりの頻度になります。夜中必ずトイレに起きる高齢者は珍しくありませんが、３～４回となれば無呼吸の疑いが出てきます。

ところが、受診すると「前立腺肥大」といわれ、薬だけもらって終わることが少なくないので要注意です。年をとると誰でも前立腺が多かれ少なかれ肥大します。

⑨加齢……B　□□□□

いびきも睡眠時無呼吸症候群も50歳以上で増加します。加齢にともなって、上気道を支える筋肉の緊張がゆるんでくることがおもな原因です。

⑩遺伝……C　□□□□

遺伝子に変異があって空腹を感じやすい、脂肪がつきやすい人がいて、それが遺伝することがあります。無呼吸症候群も遺伝に関係する場合があります。いびきや無呼吸が強い人は、近親者や子どもでもいびきや無呼吸の割合が高いことが多いのです。ただし、肥満になりやすい食生活を一緒に送っているから親子とも肥満で、やがて親子とも無呼吸症候群になった――つまり、遺伝は関係なく原因は生活環境である、という場合もあります。

⑪末端肥大症や甲状腺機能低下症……C　□□□□

成長ホルモンが過剰に分泌される「末端肥大症」は、舌の肥大や上気道内部の肥厚からいびきや無呼吸を招きます。「甲状腺機能低下症」では、甲状腺ホルモンの低下で気道がむくみやすくなり、上気道が狭くなります。

まとめ

こんな「症状」の人が無呼吸症候群になりやすい

① 無呼吸・低呼吸が見られる
（と家族などに指摘される）……S

② 大いびきをかく（と家族などに指摘される）……A

③ 睡眠時に身体の異常な動きがある
（と家族などに指摘される）……B

④ 朝起きたとき熟睡感がなく、
日中強い眠気を感じる……S

⑤ 朝起きたとき、頭痛がある……B

⑥ 朝起きたとき、とても喉が渇く……B

⑦ 寝汗《ねあせ》がひどい……B

⑧ 頻繁な夜間のトイレや覚醒……B

⑨ 加齢……B

⑩ 遺伝……C

⑪ 末端肥大症や甲状腺機能低下症……C

方法 15

無呼吸症候群かどうか、自分で確認してみる

ここまで列挙したからだや症状の特徴に、自分がいくつも当てはまっても、無呼吸や低呼吸の疑いが強まるだけで、無呼吸や低呼吸の〝証拠〟まではつかめません。

夫婦やパートナー同士が同じ部屋に並んで寝るか、大きなベッドで一緒に寝る場合は、一人がもう一人の大いびきで起こされたり、そのとき何分か様子を見て「あっ、いま10秒くらい息しなかった」とわかったりすることがあります。

でも、いびきがうるさいから、と二人の寝室を分けてしまえば、気づかないかも。夜中トイレに起きた奥さんが、あなたのいびきがあまりにもひどいので、ドアを開けてしばらく観察し、気づいてくれればよいですが。

一人暮らしの学生・単身赴任の人・離婚した人・つれあいを亡くした人などは、そもそも見てくれる人がいません。友だちが下宿によく泊まるなんて学生は、いつも遅くまで飲んでみんな大いびきでしょうし、泊まりの出張やゴルフ旅行も、はじめからいびきトラブルを避けて別室とするのがふつうでしょうから。

そんな人でも、試して損はない方法がいくつかあります。紹介しておきましょう。

身近にある愛用品を使って試す方法

①ムービーで録画、またはICレコーダーやスマホで録音する

子育てした人は、家庭用ムービーを持っているのではありませんか？

寝室を薄暗くして上半身を撮りっぱなしにすれば、いびきや呼吸の様子、手足の動き（苦

しいので激しく動かしたり、顔や胸を手でこすったりすることがある）などを録画できます。症状のある人は再生して、無呼吸になっているかまではわからなくても、「異常な眠り方だ。病院にいったほうがよさそうだな」くらいわかるでしょう。

昔のカメラはテープの長さ（たとえば1時間分）しか収録できませんが、最近のものはメモリーカードの容量に応じて6～8時間は収録できるはず。ただし、バッテリーは途中で切れますから、電源は壁のコンセントから取ってください。

会議用や英会話用のＩＣレコーダーを持っている人は、録音しっぱなしにします。スマホに録音アプリをインストールしても、同じことができます。

音だけですが、大音響でヘンないびきをかいている、「ブファーッ！」といったのは息が通ったときの音かも、などと気づくかもしれません。

②スマホの録音アプリを使う

「いびき・寝言・歯ぎしり対策」などと謳《うた》っているスマホアプリもあります。

いびきを録音するだけでなく、起床時の感想をボタンで選ばせて記憶する、メモを書き込める、睡眠用に好みのサウンドを流す、アラーム付きなど、あれこれ機能がついているアプリもあります。

目覚まし時計として使いながら、日々の睡眠時間や「全然眠れなかった」「久しぶりに熟睡！」といった自分の感想付きの〝睡眠メモ〟ができあがり、いびきの様子も録音して確認できれば、悪くはないでしょう。

ただし、「よい睡眠をとっている」といったアプリの判断は、あまり当てにならないことが多いでしょう。ダウンロードした人のコメントが参考になります。

③スマートウォッチを使う

「スマートウォッチ」は、小型タッチスクリーン・スピーカー・マイクなどを搭載した腕時計型のウェアラブル・デバイス（着用や装着ができる小型コンピュータ）です。充電式で、ブルートゥースという通信技術でスマホと接続して使うのが一般的です。

多機能化・低価格化が進んでおり、心拍数・血圧・血中酸素濃度といったからだそのもののデータや、歩数・睡眠時間・レム／ノンレム時間など健康に関係するデータを表示するものも登場しています。

ふつうは、スマートウォッチの裏面が光学センサーになっていて、これが皮膚の表面に光を照射し、反射光を測定します。

このとき血液に含まれるヘモグロビンが光を吸収するため、反射光が変化します。この変化は血流の多い少ないを表しているから、1分間計測すれば「心拍数」（1分間に心臓が打つ回数）がわかる、というわけです。

スマートウォッチが表示する心拍数は、かなり正確と思ってよさそうです。

血圧や血中酸素濃度も同じような仕組みで推定しますが、センサーの精度やアルゴリズム（データ処理プログラム）の質にもよります。心拍数よりは信頼性が劣るでしょう。

スマートウォッチは加速度センサーを搭載しているので、ウォッチ本体の3次元の動きを検知することができます。

歩くと腕が動いて特定の振動パターンが出ますから、これを　解析すれば「歩数」がわかります。ＧＰＳ機能がついているか、ついていなくてもスマホのＧＰＳ機能と連動させれば、歩いた移動距離もわかります。

スマートウォッチが示す睡眠時間やレム／ノンレムの判定については、心拍数や歩数ほどの確からしさは期待しにくいといえます。

脳波を見ているわけではなく、血流データとからだの動きデータから、独自のアルゴリズムによって推測するのですから、精度には限界があります。あくまで参考程度にとどめるべきでしょう。

スマートウォッチは、２〜３０００円から数万円するものまでピンキリです。精度や信頼性は、だいたい価格と対応することが多いようです。

「これ、いいよ」という医療関係者が多いのはアップルウォッチです。アプリを入れて心電図を取ることもでき、数万円します。心臓や無呼吸で治療中の患者さんから「スマートウォッチをつけようと思うのですが」と相談されたら、私は「アップルを検討されたらいかがでしょう」と申し上げます。

ただし、アップルウォッチは、スマホとの連携にアイフォンが必要で、これまた安くありません。無呼吸症候群かどうか確かめたいだけならば、アップルウォッチとアイフォンを買うより、病院へ行くほうが先でしょう。

方法16

無呼吸症候群を疑う手がかりの一つとして、問診票を活用する

睡眠の様子や眠気の程度をたずねる「問診票《もんしん》」というものがあります。

睡眠クリニックで、眠りの様子や既往症などについて質問されたあと、渡されるかもしれませんね。自己申告のアンケート式ですから、クリニックで答えても、うちで答えてもだいたい同じ。よく使われるものを紹介しましょう。

よく使われる「問診票」で自分を知る

【エプワース眠気尺度】（ESS）

患者さんに簡単な8つの質問をして、0～3点の4段階のどれかで答えてもらい、合計点から日中の〝眠気の度合い〟を見るものです。医療現場で広く使われています。

オーストラリアのマレー・ジョーンズ博士が1990年に開発した尺度で、エプワースはメルボルンにある病院の名前。オリジナルのものを、さまざまな医師が使いやすいように改良するので多くのバリエーションがあり、ここに紹介するのは一例です。

テレビを見ているときはどうかと聞いていますが、テレビをまったく見ない人は「見たとしたら」と想像して答えてかまいません。ここ2～3年、車に1時間乗った覚えがない人も、「自分がもし乗っていたとしたら」と考えて答えればよいのです。

さっそく鉛筆を用意して、自分の点数を書き込んでみてください。書き込んだら全項目の点数を合計します。合計点は次のように評価するのが一般的です。

【合計点の評価】

0〜5点……日中の眠気がないか、ごく少ない。心配いらない。

5〜10点……日中の眠気は軽い。正常の範囲内（注「〜9点」の場合あり）。

11〜14点……日中の眠気が強い。病的な眠気の恐れがある（注「10点〜」の場合あり）。

15〜24点……日中の眠気が非常に強い。無呼吸症候群ならば重症の恐れがある。

次のウェブページは英語ですが、エプワース眠気尺度を自動計算してくれます。

https://www.calcz.com/apnea/calc.html

エプワース眠気尺度は簡単で便利なので、睡眠時無呼吸症候群のスクリーニング（ふるい分け）によく使われます。でも、医師がこの尺度だけで診断を下すことはありません。あくまで診断の参考の一つとして使うだけ、ということをお忘れなく。

最近の調査研究によれば、寝ているときかなりの無呼吸・低呼吸がある患者さんのなかに、日中の眠気をあまり感じない人がいることがわかっています。眠気はあくまでも自覚症状で個人差があり、睡眠不足にもかかわらず眠気を感じにくい人がいるのです。

《エプワース眠気尺度》
（Epworth Sleepiness Scale＝ESS）

《質問》 次の8つのシーンそれぞれで、あなたがどのくらい眠気を感じるかを、0～3の点数で答えてください。

① 座って本を読んでいるときは？…………□点

② 座ってテレビを見ているときは？…………□点

③ 公共スペース（劇場や会議など）で
何もせずに座っているときは？…………□点

④ 乗客として、1時間休憩なしで車に乗っているときは？……□点

⑤ 午後、事情が許せば横になって休めるときは？…………□点

⑥ 座って誰かと話しているときは？…………□点

⑦ アルコールなしの昼食後、静かに座っているときは？……□点

⑧ 車の中で、渋滞で数分間止まっているときは？…………□点

合計　　　点

《回答》

けっして眠くならない（居眠りする可能性なし）…………0点

まれに眠くなる（居眠りする可能性がわずかにある）…………1点

ときどき眠くなる（1と3の間、居眠りする可能性あり）…………2点

眠くなることが多い（居眠りする可能性が高い）…………3点

ですから、エプワース眠気尺度で「眠気は軽い（弱い）」という結果が出ても、睡眠時無呼吸の存在を、完全に否定できるわけではありません。

また、「眠気が非常に強い」という結果が出ても、睡眠時無呼吸症候群とはかぎらず、たとえばナルコレプシー（100ページを参照）によるものかもしれません。

ピッツバーグ睡眠質問票は、睡眠の質を判定

エプワース眠気尺度より多くの詳しい質問をして、やはり4段階のどれかで答えてもらう「ピッツバーグ睡眠の質 指数」（Pittsburgh Sleep Quality Index ＝ＰＳＱＩ）も、１９８８年に米ピッツバーグ大学で考案され、よく使われています。

こちらの質問票には19個の質問が並んでいて、次の7項目を調べます。

①睡眠の質（「ぐっすり眠れる」「よく眠れない」といった自己評価は？）
②入眠時間（寝床に入って、何分くらいで眠りにつけるか？）
③睡眠時間（寝床にいた時間ではなく、実際に寝た時間は？）
④睡眠の効率（寝床でどれくらい効率的に、うまく寝ているか？）

⑤睡眠の困難（睡眠中にどれくらい問題や障害があるか？）
⑥睡眠薬の使用状況（どのくらい使っているか？）
⑦日中の覚醒困難（昼間の眠気や疲労感などは？）

本書の**第四章**に「質のよい睡眠では、寝入った直後の90分くらいを深く眠ることが非常に大切」という話が出てきますが、それがうまくできているかを浮き彫りにするのです。もっとも、質問に答えるだけでもちょっと面倒で、回答から最終的な「総合睡眠品質スコア」（0～21点）を求める手続きがさらに煩雑《はんざつ》なので、ここでは紹介しません。

どうしても自分の睡眠品質スコアを確かめたい人は、国立研究開発法人 国立国際医療研究センター 肝炎情報センターの次のページが、質問票と最終スコアを出す方法をまとめています。

計算は、高校生か大学生のお子さんなどに手伝ってもらうのがよさそうです。

https://www.kanen.ncgm.go.jp/study_download/20111202_02_02.pdf

国立精神・神経医療研究センター「睡眠に関するセルフチェック」というウェブページか

らは、ピッツバーグ睡眠質問票に飛ぶことができ、質問に答えていくと、睡眠品質スコアと「あなたの睡眠は問題があるかもしれません」といった判定結果を表示します。

https://www.sleepmed.jp/q/meq/

第三章

なるべく早く受診して、適切な治療を受ける

〝おもな検査・診断・治療法と、手術への考え方

方法17

無呼吸を疑ったら、なるべく早く受診し、経験豊富な医師の治療を受ける

「俺、ただ大いびきをかくだけじゃなくて、無呼吸の疑いありかも」
「おとうさん、SとAの項目多すぎ！　ヤバいんじゃない？」
「私はやせ型で、いびきもないけど、思い当たる項目がいくつかあって、ちょっと心配」

第二章まで読んで、こんな印象を受けたら、早めに医療機関を受診してください。

といっても、**「何科に行けばよいの？」**と戸惑う人が、少なからずいるはずです。

睡眠専門の看板を掲げた「○○睡眠クリニック」もあれば、**睡眠科・睡眠外来・睡眠センター・睡眠医療センター・睡眠呼吸センター**などを開設する病院もあります。「睡眠時無呼吸症候群を診ます」と謳う医院や診療所の診療科は、**内科・呼吸内科・呼吸器内科・循環器科・循環器内科・耳鼻咽喉科・神経内科・脳神経内科・精神科・精神神経科・歯科・歯科口腔外科**など、非常に多岐にわたっています。

読者に覚えておいてほしいのは、**睡眠時無呼吸症候群の診断や治療には、〝専門医〟としての資格が、とくに必要とされない**ことです。

大学病院であれ街の開業医であれ、睡眠時無呼吸を診る医師で「無呼吸症候群を専門的に学んだ」と自他ともに認める人は、そう多くないでしょう。ちなみに、日本睡眠学会が認定した専門医は全国に626人（青森・山形・島根・香川・佐賀に1人ずつで和歌山県0人）、歯科専門医は全国に75人（24県で0人）です（23年8月現在）。

かくいう私は、「心臓血管外科医」として経験を積み、アメリカやカナダに留学し、手術も1000例以上手がけた心臓血管外科（胸部外科）の専門医です。日本外科学会の指導医・専門医・認定医、心臓血管外科の修練指導者・専門医、日本脈管学会の脈管専門医などの資格も持っています。ところが、心臓がよくない患者さんたちに睡眠時無呼吸があまりにも多く見られたことから研究を深め、多くの無呼吸患者さんを治療し、大病院の睡眠呼吸センター長も務めました。ですから無呼吸症候群の専門家を自認し、睡眠に関する本を書くのも2冊目ですが、睡眠領域の専門医の資格は持っていません。

専門医が多くない状況は、〝睡眠〟という問題が、非常に広い医療領域にまたがっていることの表れです。同時に、睡眠時無呼吸症候群に詳しくない医師でも「無呼吸を診ますよ」と、どんどん手を広げることにつながっています。

無呼吸症候群の検査を受けるだけなら、どこでもよいが……

「とりあえず受診して検査を受けたい」という人は、検査（簡易検査または精密検査）ができる医院やクリニックなら、どこを選んでもよいでしょう。

でも、繁華街やオフィス街のビルに入っているようなところには、一晩入院する精密検査室のないことがほとんどで、自宅で検査することになります。医師は検査機器業者からデータを受け取り、患者さんを呼んで「重症ではありませんが、残念ながら睡眠時無呼吸症候群の中等症でした」というように診断するわけです。「CPAP《シーパップ》をやりましょう」となっても、最初の調整をしたあとは、もっぱら患者まかせになる場合も。

保険適用に必要なので最低3か月に1回（多くは毎月1回）患者さんを診察しますが、「CPAP、もうやめたいのですが」と患者さんがいうと、「あ、そうですか。わかりました。業者さんに装置を返却しておいてね」だけで終わってしまう医師がいます。

中等症以上の無呼吸でCPAPの継続使用にまさる治療は考えにくく、簡単にやめさせては、なんのために無呼吸を診たのか、わからないのですが。

むしろ、これが多くの医院の実態というべきかもしれません。

「無呼吸なおそうCOM」というサイトは、「専門の医療機関を探す」→「東京23区」と進むと地図が450近い病院マークで埋め尽くされるので、「東京都中央区」で検索しなおせば16の病院を表示します。「無呼吸ラボ」というサイトでも、「お近くの病院を探す」→「東京都」→「中央区」とたどって同じことができ（地図は医療機関ごと）、やっぱり16の病院を表示します。「簡易検査」と「精密検査」のマークは参考になります。

5つの医療機関が、2つのサイトどちらにも入っていました。サイトを運営するのは、前者が帝人ヘルスケア、後者がフィリップス・ジャパンという検査・治療機器メーカーの大手です。2つのサイトの病院一覧は、それぞれ自社製品を扱う病院のリストで、両方のリストに載っている病院は両社の機器を扱う、ということでしょうか。

「アドヒアランス」重視の経験豊かな医師にかかる

ここで、みなさんに、ぜひ覚えていただきたい言葉があります。

「アドヒアランス」（adherence）という言葉で、意味は「遵守《じゅんしゅ》」「執着」など、主義や約束などにこだわって、しっかり守ること。医療用語としては、治療や服薬に患者本人が積極的に関与し、医師と患者で一緒に決めた治療や服用を守ること。「服薬遵守」の意味で使われる場合もありますが、広く治療も含めて理解すべき言葉です。

似たような言葉の「コンプライアンス」は、企業の「法令遵守」や患者の「服薬遵守」を指す言葉。ただし、法律なり処方なりをつくるとき、企業や患者が積極的に関与する必要はなく、上からのお達しをただ「厳格に守る」という話です。

対してアドヒアランスは、**患者さんが医師から、治療や薬の効果・起こりうる問題・副作用などの説明を受け、自分の病気と治療や薬についてよく理解したうえで、治療方針や投薬の決定に、患者さんが能動的に関わっていくことが不可欠です。このプロセスを含めて、治療や服薬の約束事をしっかり遵守するのが、アドヒアランスです。**

アドヒアランスが成立していれば、「CPAPをやめたい」という無呼吸患者の一言を医師があっさり受け入れることなど、ありえません。患者も医師も「なぜCPAPを使い続ける必要があるか」がわかっていないから、そんなことになります。

服薬でも話は同じで、アドヒアランスがないから、患者の自己管理が甘くて飲み忘れが多い、自分で勝手に服用を中断する、医師に知らせず別の新しい薬を服用する、といったことが起こります。これでは治る病気も治りません。

患者さんが「治療をやめたい」といっても、継続治療の必要性を患者が納得できるように説明できず「わかりました」としかいわない医者には、かかるべきではないでしょう。

CPAPを使い始めた患者さんが「自分に合わないようですが」と相談したとき、改善策を提案しない医者にも、かからないほうがよろしいです（174ページを参照）。

たとえば、花粉症のひどい時期には、点鼻薬《てんびやく》で花粉症の症状をちゃんと取らなければ、CPAPのマスクそのものを装着できません。

当然そこまでやる医療機関を選ぶべきで、それには信頼できる**かかりつけ医に紹介してもらう、自分で近くの睡眠外来や睡眠センターをよく調べる**、などが必要です。


日本には無呼吸専門の医療機関がまだ少なく、残念ながら、睡眠時無呼吸症候群の治療が思うように進んでいません。その理由を私はこう考えています。

大病院は睡眠外来を始めれば患者さんが大勢きますが、無呼吸は半年や1年で治る病気ではなく、患者数がどんどん増えていく。医師の数は簡単には増えず、勤務医は疲弊する一方になってしまいます。

開業医でも「診ます」といえば患者さんが大勢きますが、すでにお話ししたような対応で、着実な治療になかなか結びつきません。

方法18

問診→簡易検査・精密検査→診断という段取りを、よく理解しておく

病院では、まず①問診を受け、必要ならば②検査（簡易検査と精密検査）を受け、その結果③診断が確定します。一般的にどんな手順となるか、お話ししておきましょう。

【問診で聞かれること】

最初の問診で、医師は患者さんに、次のようなことをたずねます。本人が気づかない状況を説明できる人がいれば、同伴することが望ましいでしょう。

- 朝起床時や日中の自覚症状や、体調の変化は？（いつごろから、どの程度？）
- 夜睡眠中の症状は？（いびきや呼吸の様子は？　目覚めやトイレの回数は？）
- おもな既往症は？　治療中の病気は？　服用中の薬は？
- 両親はじめ家族や親戚に、睡眠トラブルはないか？
- 生活の状況（喫煙やアルコール摂取の有無と量は？　運転する人は、うとうとして危険を危険を感じたことはないか？　など）

みなさんは、**本書の方法13で「からだ」を、方法14で「症状」を、方法15で「いびきの確認方法」をセルフチェックして、方法16の問診票も記入済みでしょう。**「症状は○年×月ころから」とか「父が肥満で大いびき」などとメモを追加したうえで、**本書を医療機関に持参すれば話が早いです。いびき音を録音して持っていくのもよい**ですね。

検査には「簡易検査」と「精密検査」（睡眠ポリグラフ）がある

問診で無呼吸症候群の疑いがあれば、「検査しましょう」といわれます。検査には「簡易検査」と「精密検査」の2つがあります。

【簡易検査】

いくつか種類がありますが、一つは「ウォッチパッド」という本体を手首の上あたりに巻き、指や鼻の下にセンサーをつけて、自宅で一晩寝るだけの検査です。無呼吸があるか、頻度はどのくらいかという呼吸の状態や、血中の酸素飽和度などを測定します。脳波のデータを取ることはできませんが、睡眠の深さはある程度まで推定できる、とされています。

①医院が指定業者に連絡し、検査機器が宅配便で自宅に届く。②マニュアルをよく読み自分で一晩検査する。③同封の宅配便伝票を使い、機器を業者へ返却する。④返却から1週間～10日後に受診し、医師から検査結果を聞く。――というのが一般的な手順です。**保険が3割負担の人で、自己負担額4000円くらい**でしょう。

検査の結果しだいで、重症とわかって治療が始まる、より詳しい精密検査をする、軽症なので生活習慣の改善を指導されて様子見、無呼吸症候群ではないと判明、といったケースに分かれます。検査専門で治療ができない医院は、別の病院を紹介します。

自宅の検査でとりわけ重要なのは、いつものように帰宅し、風呂に入り、食事や晩酌をし、いつものふとん・ベッドや枕で寝ることです。酒や煙草もいつもと同じ。薬を服用中の人も、ふだんどおり飲んでください（医師には事前に伝えること）。

病気は、からだがもっとも悪い状態のときに発症します。台風が瞬間最大風速を出せば屋根が飛んだり窓ガラスが割れたりするが、風が弱いときは何も起こらないのと同じ。いちばん状態が悪いときのリアルなデータを取って、診断に使うことが重要です。

「自宅で無呼吸症候群の検査をするときは、ふだんの習慣どおりにしてください。晩酌する人は、いちばん飲む場合の量を飲んで検査しなさい」と、私はいつもいっています。

これは、すぐあとでお話しする在宅ＰＳＧでも同様です。

【精密検査――睡眠ポリグラフ】（ＰＳＧ検査）

精密検査は「睡眠ポリグラフ」検査をします。ＰＳＧ検査ともよばれます。

ＰＳＧはポリソムノグラフィ（Polysomnography）の略で「多くの・睡眠・測定」という意味（ポリ／ソムノ／グラフィのうちソムノがラテン語で、ほかはギリシャ語）。

睡眠ポリグラフは名前のとおり、からだに多くのセンサーをつけて一晩寝てもらい、さまざまなデータを同時に測定して記録し、睡眠や呼吸の状態を調べます。

測定項目の一例をあげておきます（省略される項目もあります）。

わずらわしいと思うでしょうが、痛みをともなうような検査ではありません。

◎睡眠ポリグラフ（PSG）検査で調べること（一例）

無呼吸・低呼吸……気流センサーで空気の流れを測り、時間や回数を調べる。
胸や腹部の動き……胸と腹に巻いたバンドセンサーで調べる。気道閉塞の有無がわかり閉塞型と中枢型を判別できる。
血中の酸素飽和度……指先につけたパルスオキシメーターで測定。
いびきや呼吸音……首付近の音センサーで録音。
脳波……額と耳の後ろに貼った電極シールで計測。中途覚醒の程度と回数、レム睡眠・ノンレム睡眠の長さと回数がわかり、「睡眠の質」を判定できる。
筋電図……両方の目尻横の眼筋・アゴのオトガイ筋・両足すねの前脛骨筋《ぜんけいこつきん》に電極シールを貼って計測。眼球の動きからレム・ノンレム睡眠、アゴの動きから気道閉塞、すねの動きから異常な足の動きがわかる。
心電図……胸に複数貼った電極シールで計測。心拍数や心拍リズムから不整脈や心房細動といった異常をはじめ、心臓の状態がわかる。
からだの動き……体位センサーで計測。異常な動きの有無がわかる。

精密検査は一泊入院となり、検査料や判定料に入院費（個室代）が上乗せされるので、自己負担３割の人で４万円前後かかります。入院中は禁酒禁煙ですから、ふだんの生活とは、やや異なるデータが得られるでしょう。

【在宅ＰＳＧ検査】

自宅でのＰＳＧ検査を受け付ける睡眠クリニックもあります。一泊入院の検査より項目が少ないですが、必要最小限の項目は共通です。

在宅ＰＳＧのメリットは、入院の煩《わずら》わしさがない。自分の都合のよい日を選べる。自宅だから緊張せず快適、価格が安い（３割負担の人で自己負担額４０００円くらい）など。入院より在宅ＰＳＧのほうが、きれいなデータが出るのがふつうです。デメリットは、自分でセッティングするのでセンサーがはずれるといったトラブルの恐れがある、入院より検査項目が少ないため病気の過小評価につながる恐れがある、などです。

在宅ＰＳＧの手順は、簡易検査とほぼ同じです。受診して検査が決まれば、医師が発注し、１～２週間後に自宅に検査機器一式が届く。当日か翌日に自分で機器を装着して一晩検査し、終わった次の日に検査機器を返送する。１～２週間後、検査結果がクリニックに届き、医師が結果を伝える受診の日を打ち合わせる——ということです。

以前は私の患者さんも入院ＰＳＧばかりでしたが、最近は在宅ＰＳＧが増えています。コロナ禍でなるべく病院に行かないほうがよいという話になって、在宅ＰＳＧに猛反対していた学会なども認めざるをえなくなりました。

睡眠時無呼吸症候群の「診断基準」

ふつうは精密検査の結果で診断が確定します。「診断基準」は次のとおりです。

【睡眠時無呼吸症候群の診断基準】（成人の場合）

次の［Ａ］と［Ｂ］を同時に満たすか、または［Ｃ］を満たす場合に、「閉塞性睡眠時無呼吸症候群」と診断する。

［Ａ］ 次の①〜④のうち最低１つを満たす。

①患者は眠気、非回復性の睡眠、疲労感、あるいは不眠の症状を訴える。

②患者は呼吸停止、喘《あえ》ぎ，あるいは窒息感とともに目覚める．
③ベッドパートナーや他の観察者が患者の睡眠中に習慣性いびき、呼吸の中断、あるいはその両方を報告する。
④患者が高血圧、気分障害、認知機能障害、冠動脈疾患、脳卒中、うっ血性心不全、心房細動、あるいは2型糖尿病と診断されている。

【B】ＰＳＧ（睡眠ポリグラフ）で1時間あたり、あるいは検査施設外睡眠検査（ＯＣＳＴ）で記録時間1時間あたり、5回以上の閉塞性優位な呼吸イベント（閉塞性あるいは混合性無呼吸、低呼吸や呼吸努力関連覚醒反応［ＲＥＲＡ］）が認められる場合。

【C】ＰＳＧで睡眠1時間あたり、あるいはＯＣＳＴで記録時間1時間あたり、15回以上の閉塞性優位な呼吸イベント（無呼吸、低呼吸やＲＥＲＡ）が認められる場合。

なお、ＯＣＳＴはＰＳＧと比較して、1時間あたりの閉塞性呼吸イベントを過小評価するのが一般的である。これは原則として、脳波により判定される実際の睡眠時間が、ＯＣＳＴではしばしば記録されていないためである。

呼吸イベント指数（ＲＥＩ）という用語を総睡眠時間ではなく、記録時間に基づいたイベントの頻度を表すために使用する。呼吸イベントについては、ＡＡＳＭマニュアルの最新版に従って定義される。

ＲＥＲＡと低呼吸イベントは睡眠からの覚醒反応に基づいており、ＯＣＳＴでは脳波による覚醒反応を記録できないため、判定できない。

（２０２３年改訂版『循環器領域における睡眠呼吸障害の診断・治療に関するガイドライン』12ページより）


以上が、アメリカ睡眠医学アカデミー（ＡＡＳＭ）の睡眠障害の国際分類第3版（ＩＣＳＤ－３）に定められた睡眠関連呼吸障害の下位分類にあたる、成人の閉塞性睡眠時無呼吸症候群の診断基準です。

アメリカのＯＣＳＴ（Out of Center Sleep Testing）は日本で簡易検査に使われる機器（センサー）と異なる場合があり、注意が必要とされています。

次のページに「無呼吸症候群の疑いから検査・診断・治療までのおもな流れ」のフローチャートを示しておきます。参考にしてください。

《 無呼吸症候群の疑いから 検査・診断・治療へのおもな流れ 》

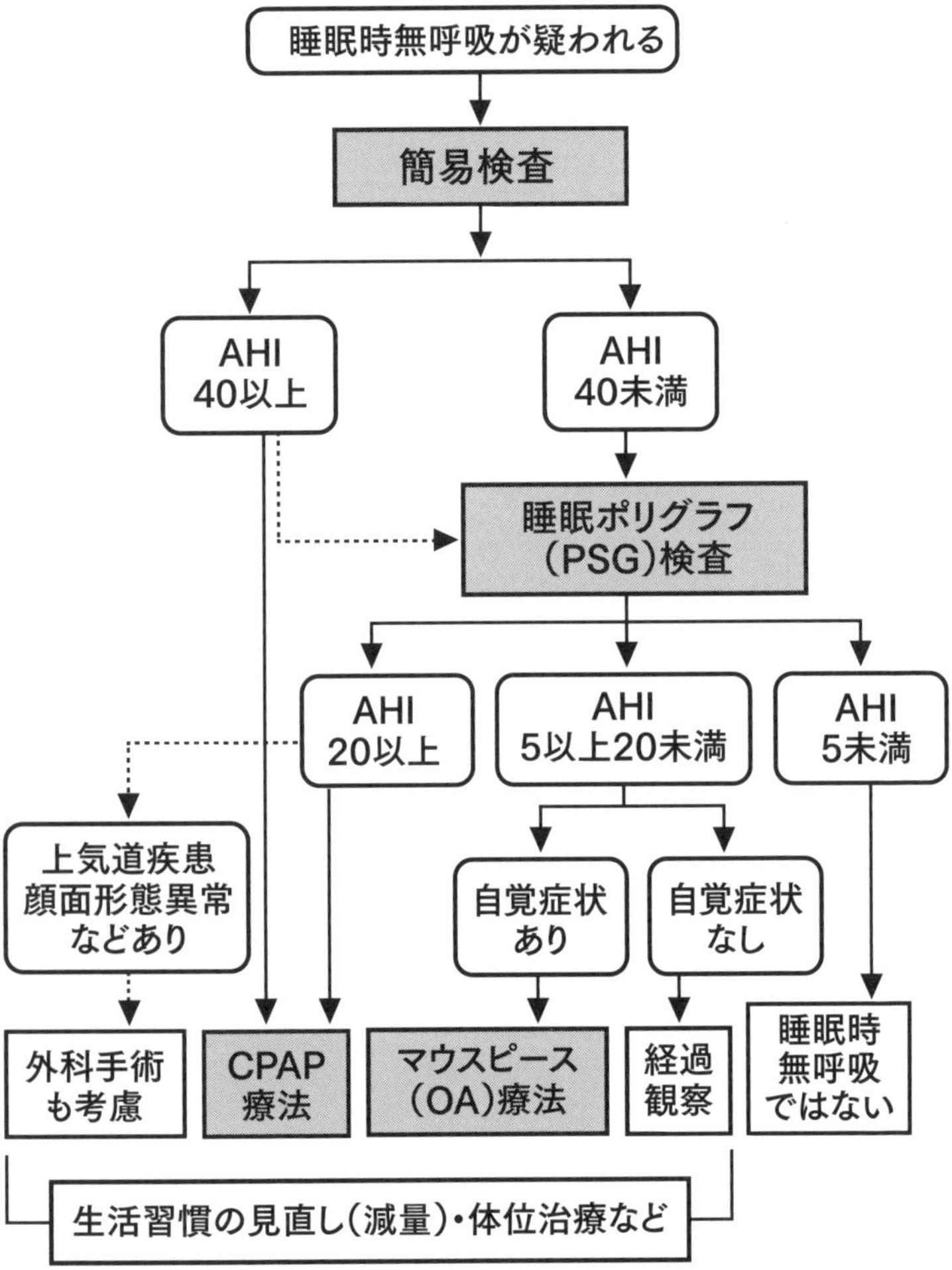

出典：各種研究や診断・治療ガイドラインを参考に編集部で作成。
※点線は、場合により考慮できる選択肢を示す

方法19

治療の基本は、寝るときにつけるマスク式のＣＰＡＰ

ＡＨＩが20未満の睡眠時無呼吸症候群では、医師からこういわれるかもしれません。

「軽症、もしくは中等症の無呼吸症候群です。食事や運動に注意して、やせてください。ＣＰＡＰ（シーパップ）はまだつけなくて大丈夫ですが、ひどくなったら使うかも。しばらく経過を見ましょう」

ＡＨＩ20以上の「中等症〜重症の閉塞性睡眠時無呼吸症候群」と診断されたときは、「Ｃ

PAP（シーパップ）療法」が標準的な治療となります。
エアチューブで装置につながる専用マスクをつけて寝て、軽い圧力をかけた空気をつねに気道へ送り、気道が開いた状態を維持して、無呼吸や低呼吸を防ぐ治療法です。

ＣＰＡＰはContinuous Positive Airway Pressureの頭文字。順に持続的・正の（プラスの）・気道・圧力で、**「持続的気道陽圧」**と訳します。「持続的」は「息を吸うときも吐くときも、変わらない圧力をかけ続ける」ということです。ＣＰＡＰが「ＣＰＡＰ療法」を指す場合と「ＣＰＡＰ装置一式」を指す場合があります。

マスクは、①**ネーザル**（もっとも一般的で鼻全体を覆う）、②**ピロー**（鼻の穴入口にすえるもので小さい）、③**フルフェイス**（鼻と口を覆い、鼻づまりや口呼吸に対応）の**3つのタイプ**があり、自分に合ったものを選べます。マスクは消耗品です。

マスクから気道へ一方向で空気を送れば、「息を吸うときはよいとして、息を吐きにくくなるのでは？」と思うかもしれませんが、大丈夫。

呼吸は、呼吸筋などが働いて、肺の空気を出し入れしています。

ＣＰＡＰは、この呼吸プロセスを妨げるような圧力をかけるわけではないので、適切な調

《CPAPの機能》

CPAPをつけないときの
気道閉塞

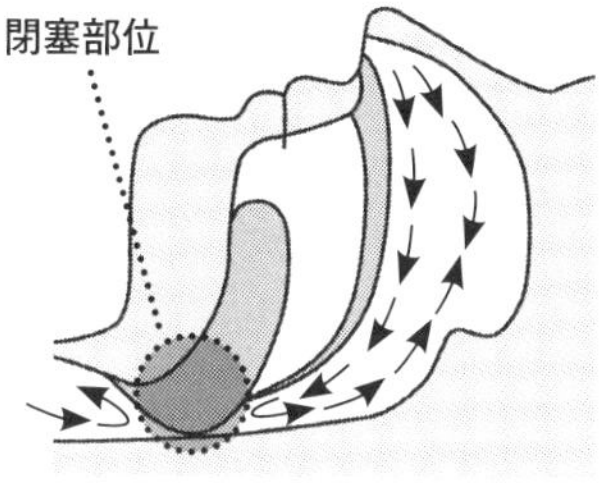

CPAPをつけたときの
気道確保

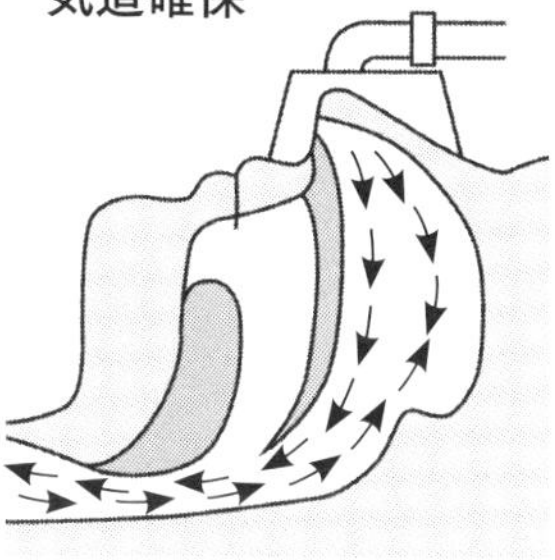

《CPAPをつけて寝る》

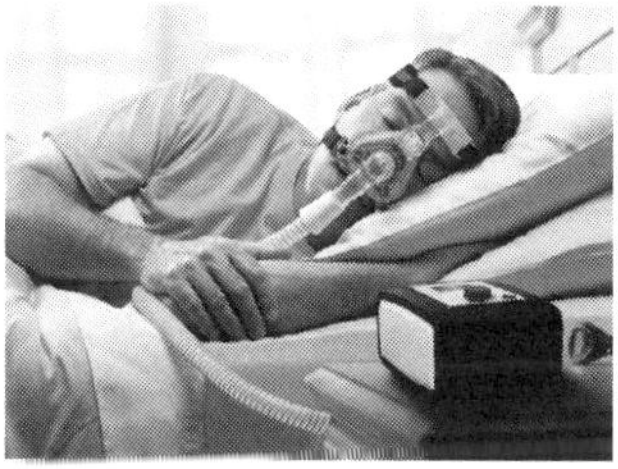

《CPAPのマスク３種類》

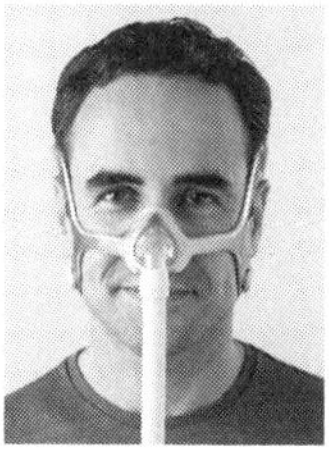

①ネーザル
（鼻全体を覆う）

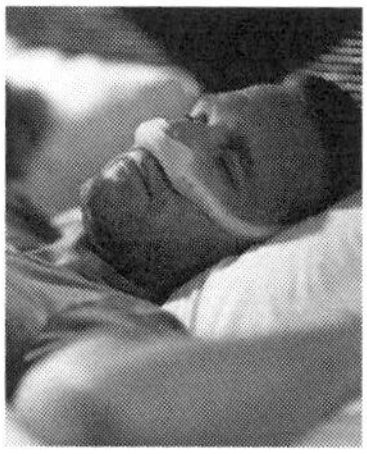

②ピロー
（鼻の穴入口にすえる）

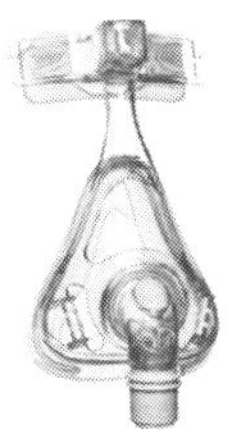

③フルフェイス
（鼻と口を覆う）

フィリップス社から提供

整ができていれば、ふつうに息を吸ったり吐いたりできます。

使い始めに一泊入院して、**「タイトレーション」**という装置の最適化をすることもあります。PSG検査と同じ状況でCPAPをつけて寝てもらい、圧力を低いところから少しずつ上げていきながら、血中の酸素飽和度・上気道の閉塞状態・いびきの有無・覚醒反応などをチェック。無呼吸が消えたときの空気圧を最適なCPAP圧力に設定します。

最適な圧力は、年齢や体重の変化によって変わってくるので、その後も、たとえば年に1度タイトレーション検査をするのはよいことです。

CPAPは、一晩7～8時間という寝ているときずっと装着するのが理想ですが、**短くても4～5時間以上は装着すべき**です。短いと充分な効果が得られません。

初めてつける人は、わからないことだらけでしょう。細かいことでも何でも医師や医療スタッフに質問してください。〝コツ〟をつかむと、うまく使えるようになります。

中等症～重症の無呼吸症候群の患者さんがCPAPを始めると、ほどなくして効果の出てくることが多く、なかには初日から睡眠の〝劇的な〟改善を感じる人もいます。

ただし、数週間や2～3か月たっても、あまり大きな効果を感じない人もいます。もともと症状が軽いか、自覚症状を感じにくい人の場合が多いでしょう。

ＣＰＡＰ装置は、病院（の指定業者）が貸し出します。レンタル料を含む診察代は、自己負担３割の人で月４０００～５０００円程度。患者さんは月１回通院して診察を受けることが多いですが、病状が安定した患者さんのオンライン診療を受け付ける病院もあります（たとえば、３か月で通院１回にオンライン２回など）。

十数万～40万円くらいのＣＰＡＰ装置を買う人もいますが、メンテナンスにコストがかかる、早く壊れてしまったら高くつくなどを考え、レンタルするのが無難です。

ＣＰＡＰは重さ2キロもなく、さほど大仕掛けの装置ではないので、旅行に持っていくことができます。航空機内でも、座席に電源さえあれば使えることが多いはず。一部に使用が制限される装置もあるので、事前に航空会社へ問い合わせてください。

ＣＰＡＰ治療は、いつまで続ければよいか

「ＣＰＡＰ、いつまでつければいいんですか？」

ＣＰＡＰを始めた患者さんは、必ずこう質問します。私は、こう答えます。
「若いころと同じ体重に、とはいいませんが、しっかりやせてください。かなり減量できれば、ＣＰＡＰから卒業できますよ」

はっきり肥満が原因で無呼吸になった人は、たとえば20代の体重に戻せば無呼吸が改善して、ＣＰＡＰをはずせるでしょう。もっとも中高年の人は、若者のようにがんがん運動したり、きつい食事制限をしたりして、やせることが難しいです。

肥満の基本は「入り」（摂取エネルギー）が「出」（消費エネルギー）を上回ることで、この差がからだに蓄積して太ります。でも、年をとると筋肉が衰え、基礎代謝量（じっとしていて消費するエネルギー）も活動時の消費エネルギーも減り、「出」の全体が小さくなります。そのぶん「入り」を減らしても現状維持のままですから、高齢者がやせるには「入り」を大幅に小さくしなければなりません。これが簡単ではないのです。

正直申し上げれば、やせたことによってＣＰＡＰを卒業できた患者さんは、ごく少数しかいらっしゃいません。それでも、私はＣＰＡＰから安易に離脱してはならず、「やせてください」と患者さんを励ましつづけています。

方法20

ＣＰＡＰ治療は、続けることが最重要。勝手にやめてはいけない

ＣＰＡＰ（シーパップ）を始めた無呼吸症候群の患者さんの多くは、次のようなことをいいます。

「大いびきがなくなった」「いびきが減って、前よりずっと静かになった」

「よく眠れるようになって、寝起きもよい」「朝の頭痛がなくなった」

「夜中に起きる回数が減った。ふと目覚めることも、トイレに行く回数も」

ただし、ＣＰＡＰをひどく苦にして嫌がる患者さんもいて、結局はずしてしまう人もいます。多くの患者さんと接して、ＣＰＡＰ治療が必要という診断をしてきた私は、こんな印象を持っています。

①1割の患者さんが、1か月くらいまでにＣＰＡＰを嫌がり、敬遠してしまう。

②2割の患者さんが、2～3年くらいまでにＣＰＡＰをやめてしまう。

③3年続いた残り7割の患者さんは、その先ずっと使い続け、やめることはない。

とくに①の患者さんは、我慢したり独断で治療を中止したりせずに、主治医と相談して使い続けてほしい、と強く思います。次のようなトラブルが起こりがちですが、まともな医師であれば、きちんと問診して問題を突き止め、対応策を提示してくれます。

ＣＰＡＰによるトラブルと対応

◎マスクから空気が漏れ、目や口が乾く……マスクがゆるい、顔の形状にマッチしないなどが考えられる。まずマニュアルの装着方法を再確認し、ストラップを調節。マスクのタイプやサイズを、患者さんがしっくりくるものに変更することも検討。

◎鼻まわりがかぶれる、赤くなる……マスクが油脂《ゆし》分で汚れていないかチェック。マスクがきつすぎるときは調節。顔の形状にマッチしない場合は、マスクのタイプやサイズの変更を検討。

◎空気圧に慣れず、眠れない……空気圧の設定が問題で、高く設定しすぎて息を吐きづらいことが多い（医師には息を吐く・吸うのどちらがやりにくいかを伝える）。空気圧の設定の調整を繰り返し、最適な圧を探す。無意識に空気を飲み込み、お腹が張ったりおならが出やすくなったりすることがあるので、この場合も圧を調整。

◎マスク内部が蒸れて不快……夏に、部屋の温度や湿度が高すぎることが多いので、エアコンを適切に使う。

◎喉が冷たく乾いて不快……部屋の温度や湿度が低すぎることが多いので、エアコンと加湿器を使うか、加湿・加温機能を備えたＣＰＡＰを使う。ＣＰＡＰの加湿・加温が不快だが、エアコンと加湿器であれば問題ない、という患者さんもいる。

◎耳鳴りがする……耳と鼻は直接つながっているので、空気が耳に抜けて不快に感じることがある。空気圧を調整する。

毎日使うＣＰＡＰは、とくに顔の皮膚に直接ふれるマスクをこまめに手入れし、清潔にしておく必要があります。取扱説明書をよく読んで、ＣＰＡＰ装置・マスク・エアチューブの適切な手入れを心がけてください。

ＣＰＡＰ療法は、無呼吸や低呼吸という症状に対応しておこなう〝対症療法〟です。やめてしまえば、もとの症状に戻り、悪くなることはあってもよくなることはけっしてないのです。ＡＨＩ20以上の睡眠時無呼吸症候群は、治療しなければ、４割近くの人が８年以内に死んでしまう、と申し上げたことを思い出してください。

はずせば、その状態に戻るのだから、ＣＰＡＰは継続することが最重要なのです。「やめたい」という患者さんを説得し、使い続けてもらうことは、経験豊かな医師でなければ難しいでしょう。ＣＰＡＰ装置はフィリップス・レスメドなどのメーカーごとにアルゴリズムが若干異なりますから、たとえば別のメーカーの装置にしたら患者さんの不快感が薄れることもあります。業者まかせでは、そんな対応はできません。

一方で、患者さん側にも〝アドヒアランス〟が必要なことを、忘れないでください。自分でＣＰＡＰを使い続ける必要性をよく知り、自分で装置に習熟し、医師との共同作業である決め事を自分でしっかり守ることが、治療を成功に導き、あなたの命を長くすることになるのです。

方法21

軽症の人やCPAPになじめない人は、マウスピースも選択肢に入れる

睡眠時無呼吸症候群の治療には「マウスピース」もよく使われます。「口の装具」という意味で「OA」（オーラル・アプライエンス）ともよばれています。

ボクシング選手が口を保護するマウスピースをはめることはご存じですね。

最近は「スポーツ用」「はぎしり・いびき防止用」などと謳うマウスピースが、ネットで安く売られています。U字型の樹脂を湯煎《ゆせん》で柔らかくしてから、自分の歯に押しつけて型を

とるものが多いようです。もちろん医療器具ではなく、〝日本歯科医監修〟なんて書いてありますが、医者が効果を保証するわけではないのでご注意。

これらと無呼吸症候群の治療用マウスピースは似て非なるもので、**上気道の閉塞や狭窄《きょうさく》を改善するため、下アゴや舌を前方に移動させて固定する**ようにつくられています。

軽症～中等症の患者さんにもっとも効果的とされていますが、CPAPをどうしてもはずしてしまう患者さんも、使うことを検討するとよいでしょう。

なかでも**「スリープスプリント」**は、歯科医の中川健三先生が1985年に開発し、あえて特許申請をせず、普及に努められたものです。

中川先生はご自身が睡眠時無呼吸症候群と診断され、いびきの大家とされた先生に相談のうえ、のどちんこや周辺部を切除する手術を受けました。

ところが、病状が前よりも悪化。さまざまな口腔内装具を設計して、自分で使うという試行錯誤を重ねました。

最終的に、心肺蘇生法の気道確保「頭部後屈《こうくつ》あご先挙上《きょじょう》法」という方法からヒントを得て、下アゴを前方に数ミリ出す上下一体型マウスピースを製作。

《マウスピース（OA）の一例》

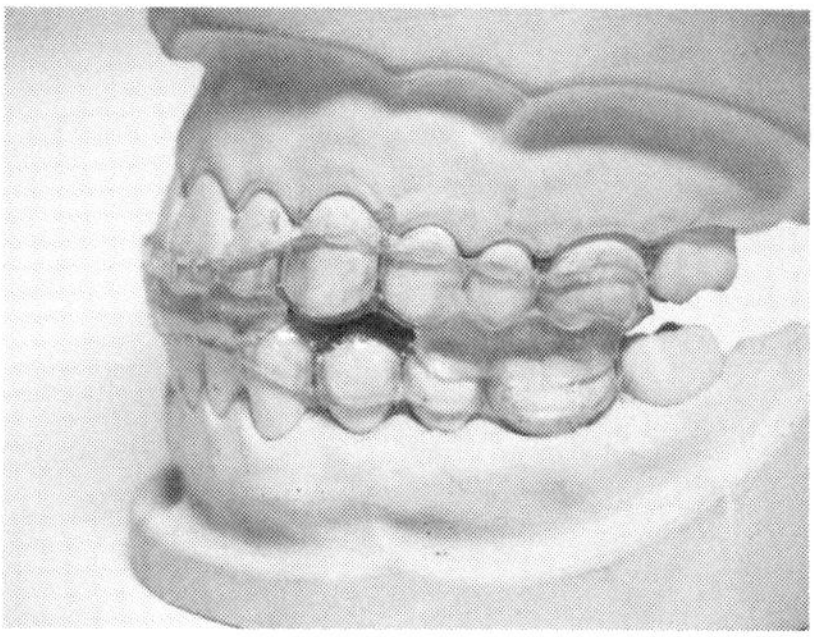

《マウスピースの原理》

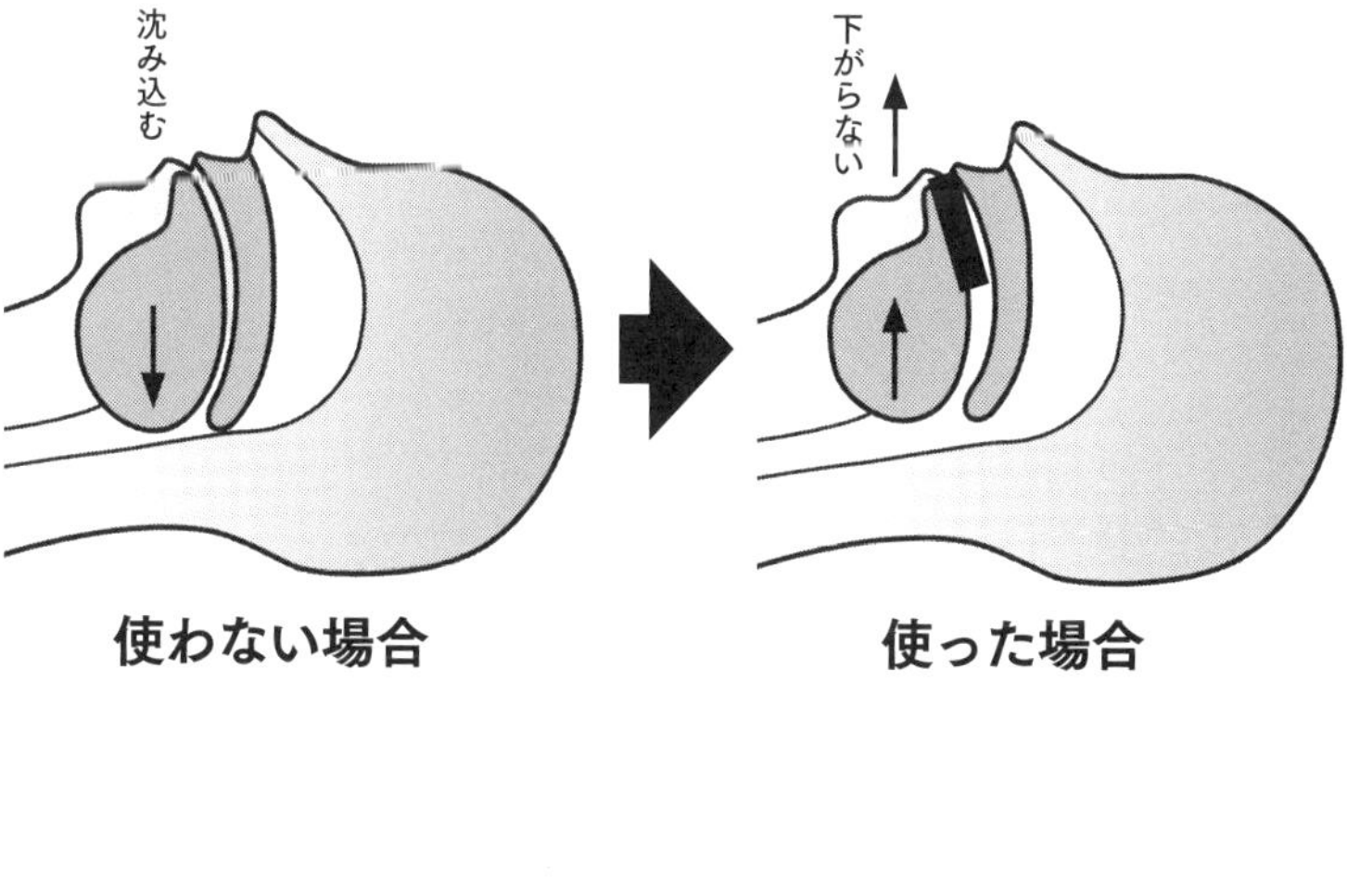

つけて寝てみたら「いびきも無呼吸もなくなり」「嘘みたいに日中の眠気がなくなった」ことから、スリープスプリントが誕生したといいます。

オリジナルのスリープスプリントは、上下の歯形をとり、これをもとにした歯形模型に樹脂をかぶせて圧着して、上下セット2枚を製作。歯にはめて下アゴを動かし、3〜4ミリ前方に出した状態で上下を仮止め（接着）します。患者さんはこれを1〜2週間つけて様子を見ます。いびきや無呼吸がなくなればそのまま、症状が続けば下アゴをもう2ミリ前方に出して止め直すといった調節をしたうえで、本止めすれば完成です。

（参考『日本顎咬合学会誌　咬み合わせの科学』第23巻第2号　2003年）

これは一例で、異なるやり方もあります。アメリカでは医師たちが競ってマウスピースを開発してはパテントをとるので、さまざまなタイプが氾濫《はんらん》しています。

自分に合うものができさえすれば、手軽さが最大のメリット

マウスピースは患者さん一人ひとりの歯形に合わせてつくり、微妙な調整をしなければな

りませんから、経験が豊富な歯科口腔外科や歯科にかかる必要があります。

私の友人に、この10年来、一緒に無呼吸を勉強し、マウスピースをつくってきた女性歯科医がいます。

そのマウスピースは日本一優秀だ、と私は思っていますが、彼女のように睡眠時無呼吸症候群のことをよくわかっている歯科医は、そう多くはないでしょう。


マウスピースは製作に手間がかかりますが、一度自分にぴったり合うものができれば、**「寝るときはめて、起きたらはずすだけ」**という手軽さが最大のメリットです。

使い始めの違和感や唾液過多は、しばらくすると慣れてしまうことが多く、マウスピース装着は長続きします。人によってはＣＰＡＰで感じる場合があるような不快感はなく、ケースに入れて携帯できるので出張や旅行にも便利。清潔に保つ手入れは、入れ歯と大差ないでしょう。

定期通院も不要で、健康保険が適用されるので、広く普及しています。

デメリットは、アゴ関節に負担がかかることがある、かみ合わせが悪くなることがあるなどです。

また、重症の無呼吸症候群では、CPAPほどの効果は期待できません。成長が早い子どもには適さず、治療の対象はおおむね18歳以上です。

鼻づまりがひどい、扁桃・アデノイド肥大がある、極端に下アゴが小さい、アゴ関節の構造や機能に障害がある、歯が上下で20本以下——といった人は、マウスピースを使いづらいか、そもそも使えない場合があります。

方法22

無呼吸症候群でおこなわれる、おもな外科手術と、必要な考え方

無呼吸症候群の治療に、外科手術が有効な場合もあります。

対症療法のＣＰＡＰに対して、手術が成功すれば〝根治療法〟となる可能性がありますが、それなりの危険性もあります。

どんな手術でも、手術にともなうリスクや合併症の恐れなどの説明を医師からよく聞き、ほかの治療法と比較検討もしたうえで、充分納得して受けるべきでしょう。

充分な検討と納得をして決める

【扁桃摘出術】（扁桃・アデノイド摘出術）

とくに子どもの無呼吸症候群では、扁桃やアデノイドの肥大が原因であることが多く、「扁桃摘出術」「アデノイド摘出術」が第一の選択肢となります。

大人でも、気道閉塞の原因がアデノイドや扁桃の肥大であると明らかなケースは、外科手術によって摘出することがあります。

【口蓋垂軟口蓋咽頭形成術】（UPPP）

いびきの原因が上気道の軟部組織にあると、口蓋垂（のどちんこ）・口蓋扁桃・軟口蓋の一部を切除して気道を広げる「口蓋垂軟口蓋咽頭《こうがいすいなんこうがいいんとう》形成術」（UPPP《ユーピースリー》）がおこなわれることがあります

具体的には、口蓋垂を短くする、肥大した扁桃を切除する、咽頭側壁の膜（口蓋弓《こうがいきゅう》）の余分な部分を切除したり縫い合わせたりするなどします。入院や全身麻酔が必要で大がかりな手術です。

この手術は、以前はよくおこなわれていたのですが、手術後の癒着がひどく、以前より症状が悪化してしまう患者さんが、少なからずいました。手術による傷がなかなか治らず喉に激しい痛みを感じる、水を飲み込むと鼻から逆流しやすくなる、鼻声になってしまうなどのトラブルが知られ、無呼吸の再発も指摘されています。

【レーザー手術】

最近は、おもにいびきの治療として、口蓋垂や軟口蓋の一部をレーザーで切除する手術もおこなわれています。切除を部分的にとどめ、痛みも少ない方法で、日帰り手術で済むメリットもあります。

いびきの音を減らすほか、比較的軽い無呼吸症候群には向いています。

ただし、事前の検査や診察で閉塞部位をしっかり特定しておかなければ、あまり効果が上がらないこともあります。

それどころか、アメリカ睡眠医学会は、睡眠時無呼吸症候群を含む睡眠呼吸障害の治療のためには、レーザー手術を用いるべきではないと勧告しています。

また日本でも日本睡眠学会、日本呼吸器学会、日本口腔・咽頭学会など手術前後のデータが不十分として慎重に判断する必要がある、としています。

【鼻中隔矯正術】

鼻中隔湾曲症による鼻づまりが原因の無呼吸は、「鼻中隔矯正術《びちゅうかく》」という耳鼻科の手術を受けると改善されます。ＣＰＡＰを使いにくかった人が、快適に使えるようになることもあります。

第四章

睡眠をよく知り、生活習慣を徹底的に改善する

――無呼吸の予防にも治療にも、生活習慣の改善が欠かせない――

方法23

無呼吸を〝予防〟する生活習慣こそが、〝治療〟を成功させるカギだ

睡眠時無呼吸症候群にならないための〝予防〟として、もっとも重要なのは、病気を招く最大のリスクである「肥満」を解消することです。

そのために、

- 適度なカロリーで栄養バランスのよい食事を、朝昼晩きちんと摂《と》りましょう。
- からだを動かしたり散歩したり、適度な運動をしましょう。
- 暴飲暴食やストレスを避け、日中はよく活動し、夜はよく寝ましょう。

――と、これは、ごく当たり前の話です。

無呼吸症候群にかかる日本人の7割は、小アゴでなく肥満がおもな原因なのだから、肥満をなくす努力を持続することが、無呼吸症候群にならない最良の予防法です。

残り3割の人は、やせていることも多く、生まれつきの小アゴがおもな原因です。でも、この人たちは肥満になろうとなるまいと関係ない、のではありません。やせているにもかかわらず無呼吸なのだから、気道まわりに脂肪がちょっとつくだけで症状が悪化する恐れがあります。だから、やっぱり肥満にならない食事や運動が欠かせません。

肥満は、もっともありふれた生活習慣病の一つです。生活習慣病の定義は「食習慣、運動習慣、休養、喫煙、飲酒等の生活習慣が、その発症・進行に関与する疾患群」（1996年12月の公衆衛生審議会意見具申）ですから、予防するには、よい食習慣・運動習慣が必要です。

がん・糖尿病・心疾患・高血圧性疾患・脳血管疾患という〝五大生活習慣病〟の予防でも、肥満と同じく日ごろの食事や運動が重要なことは、いうまでもありません。

肥満の解消は、睡眠時無呼吸症候群にかからないための〝予防〟になるだけではありません。じつは**肥満の解消や改善は、CPAPに代表される睡眠時無呼吸症候群の〝治療〟を大きく助けて、成功に導くカギ**でもあるのです。

興味深い話があります。数年前まで、睡眠時無呼吸の患者さんは「CPAP治療を受ければ、やせる」といわれていました。というのは、**睡眠時無呼吸症候群は、肥満を原因とする一方で、逆に、肥満の原因にもなっている（または肥満を悪化させる）**と知られていたからです。

肥満の原因になる理由として、次のようなことが指摘されていました。

①無呼吸症候群で睡眠の質が悪くなり、体内ホルモンのバランスが崩れるから。具体的には、食欲抑制ホルモン「レプチン」が減り、食欲刺激ホルモン「グレリン」が増えて、食欲が増す。このホルモン変化は、毎日充分（8～10時間）寝ている健康な人が2日間、寝不足（4時間睡眠）になるだけで、はっきり観察できる。

②無呼吸症候群による睡眠不足で、基礎代謝（何もせず生命を維持するだけで最低必要なエネルギー量）が低下することがあり、からだ全体の消費エネルギーが減って、脂肪の蓄積が進むから。

③無呼吸症候群は、日中の倦怠感や無気力につながり（うつ状態に近づくか、うつを発症するケースもある）、運動量や活動量が減るから。

そこで、無呼吸症候群でＣＰＡＰ治療をすれば、睡眠の質低下・睡眠不足・日中の倦怠感などが解消されるから、肥満にならず、やせるだろう、という話になっていました。

ＣＰＡＰ治療は、エネルギーを使わなくなるぶん太ってしまう

でも、現実に多くの無呼吸患者さんを治療してきた私の経験をいえば、「ＣＰＡＰ治療の結果、うまくやせた」人をほとんど見たことがありません。ＣＰＡＰでやせるという話に私は、やや懐疑的でした。でもＣＰＡＰが重症の患者さんに有効なことは明白だし、やせると教科書にも書いてある。だから、なんとか離脱せずに続けてもらいたい一心で、「ＣＰＡＰ、やればやせますよ」と患者さんを励ましてきた、と前にお話ししたとおりです。

ところが、京都大学が２０１６年、ＣＰＡＰ治療の前後でからだのエネルギーバランスがどう変化するか、という研究を発表。これによると、ＣＰＡＰをつける前の無呼吸患者は、呼吸筋が頑張って呼吸努力をする、心臓も頑張って拍動を強めるなど、エネルギーを使って

いました。しかし、ＣＰＡＰをつけるとその努力が不要になり、交感神経の活動も低下します。その結果、**ＣＰＡＰ前後で基礎代謝が約５％低下する**、というのです。

ならば、ＣＰＡＰ前と同じ食生活を続ければ、ＣＰＡＰ後に必ず太ります。前の体重を維持するだけでも摂取カロリーを95％まで減らす必要がある、という理屈です。

しかし、患者さんは「ＣＰＡＰを始めたら無呼吸がなくなって、よく眠れる。前より元気で、ずっと健康になった」と思うのがふつうです。だから、**前と同じどころか、前よりたくさん食べるのです。結果として、以前よりずっと太ってしまいます。**

生活習慣の改善と治療は、寿命を延ばす〝車の両輪〟である

無呼吸の患者さんがＣＰＡＰ治療で太りやすくなることは、煙草をやめた人が太るのと似ています。喫煙でニコチンが体内に入ると、心拍数の増加・血圧上昇・アドレナリン放出などが起こって、エネルギー消費が増えます。煙草を吸う人は、喫煙が興奮・リラックス・集中力向上などにつながることを実感していると思いますが、リラックス以外は心身をがんがん活動させる方向ですから、エネルギーを使います。

そんな人が禁煙すると、ニコチンをきっかけとするエネルギー消費が起こらず、基礎代謝が低下します。だから食生活が前のままならば太ります。禁煙して口寂しいから食べることで気を紛らわそうとしたり、禁煙で食べ物の微妙な味がよくわかるようになるかも。すると食欲が増して、なお太るわけですね。

10年以上も無呼吸症候群の治療を続けてきた私が、CPAPを装着してうまくやせた患者さんをほとんど見たことがないのも当然でした。この話一つとっても、**無呼吸症候群はCPAP治療を受ければ済むという問題ではなく、CPAP治療を続けながら、同時に食事や運動に気を配り、生活習慣を改善していかなければならない**、とわかるでしょう。

しかも、2020年に始まったコロナ禍で、在宅勤務はじめ外出自粛が奨励され、みんなますます太ってしまったようで、私は、いささか危機感をいだいています。

この章では、睡眠を中心に、心がけるべき生活習慣をお話ししていきます。どれも無呼吸症候群の予防になるだけでなく、無呼吸症候群の治療と同時に続けるべきです。

生活習慣の改善と治療は、寿命を延ばす〝車の両輪〟と、くれぐれも銘記してください。

方法24

そもそも「よい睡眠」とはどういうものか、しっかり認識する

無呼吸・低呼吸はじめ睡眠のトラブルをなくしていくには、「睡眠」や「よい睡眠」とは何か考え、理解を深めたうえで、必要な対応をすることが大切です。

では、「睡眠」とは、そもそも何なのか？

1日24時間、365日が何十年、人によって100年以上も続く人生の〝3分の1〟に迫ろうという時間を、なぜ私たちは睡眠に費やしているのでしょうか？

睡眠研究で世界的に有名で、ノーベル賞の有力候補とされる**筑波大学の柳沢正史先生**と、私はときどきお話しする機会がありますが、先生はよくこんな言い方をされています。

「**睡眠って、医学的には10%もわかってない。まだまだわからないことだらけ。だって、人間がなぜ寝るのかも、じつのところよくわかってないんだ**」

夜寝ているあいだは、何時間も寝床に横になって、手足をあまり動かさず、頭を使う思考や判断もせずに、ずっと目を閉じています。じっと静かにしているから、**睡眠は、からだや脳を休めて休息すること**だろう、と誰でも思いますね。実際、睡眠中はエネルギー消費が低くおさえられており、エネルギーの節約タイムには違いありません。

そうなのですが、脳やからだは、休みながらも非常にさかんな活動をしています。睡眠中のおもな活動をいくつか挙げましょう。

からだ（細胞や組織）の成長・修復・再生……睡眠中は成長ホルモンがさかんに分泌され、からだを成長させ、メンテナンスします。赤ん坊は睡眠時間が長く、四六時中うつらうつらしているようですが、ものすごいスピードで成長しています。まさに「寝る子は育つ」。思春期に朝起きると骨が痛むのも、骨の急成長に関係しています。

免疫の強化……睡眠中は、免疫細胞の働きや、免疫に関係する物質（ホルモンのメラトニン、タンパク質のサイトカインなど）の生成・分泌が活発になって、体内に侵入するウイルスや細菌と戦う免疫システムの強化につながります。24時間体制で稼働する免疫システムは、睡眠中にいっそうよく働くといえます。

脳のリフレッシュ（記憶の整理・強化）……脳は日中さまざまな行動や経験を重ね、思考・学習・感情などを記憶として貯めこみ、睡眠中にその情報を整理しなおしている、とされています。睡眠中、情報をいったりきたり、結びつけたり切り離したりして、いらない記憶を捨て、大事なものを残し、もっとも重要なものを強くします。

コンピュータのメモリーに情報を上書きすると、古いデータは消えてしまいますが、脳は情報を上書きして強い記憶に再構築します。

これは、徳川家康の没年を何の脈絡もなく「1616年」と覚えるより、家康のやったことをあれこれ思い浮かべながら「いろいろ（1616）やって家康死んじゃった」と覚えたほうが忘れにくい理由ですね。

この情報処理プロセスで、意識にのぼり、覚えていることもあるのが「夢」です。だから、知り合いや行った場所が出てきたり、日ごろの願望や恐怖が反映されたり、異なる情報が結びついてハチャメチャな展開になったりするのでしょう。

睡眠中にこうした情報処理をおこなうことで、**思考や感情がリセットされ、脳が〝落ち着く〟というか〝リフレッシュ〟する**わけです。

睡眠が、からだと脳にきわめて重要な必須の活動である、と納得できるでしょう。私たちは**「よく寝たほうがいい」のではなく、「よく寝なければならない」**のです。

睡眠時間は個人差が大きい。日本人は総じて短く、女性が極端に短い

睡眠を考えるとき、誰でもまず気になるのは「睡眠時間」です。

睡眠時間は、生まれてから年齢を重ねるにしたがって、しだいに短くなります。

一般的な睡眠時間は、乳児17〜14時間（1回数時間以内を何回か）、幼児14〜12時間、小学生11〜9時間、思春期10〜8時間くらい。成人になると睡眠時間はだいたい決まってきて、平均7〜8時間くらい。高齢になると睡眠時間は、やや長くなります。

ただし、睡眠時間は個人差が非常に大きく、右の時間（平均時間）にあてはまらない人も大勢います。あとでお話ししますが、ここでは「最適な睡眠時間は人によって違い、ぐっすり眠れていれば、その睡眠時間で問題ない」と思ってください。

睡眠時間は、世界中どこでもあまり変わりませんが、日本人は、欧米と比べると睡眠時間がかなり短いです。２０２１年「社会生活基本調査」（総務省）によると、10歳以上の日本人の平均睡眠時間は7時間54分（男性7時間58分、女性7時間49分）。

これは5年前より14分長いですが、新型コロナが本格化した時期の調査結果ですから、「在宅勤務で通勤なし」といった影響を割り引く必要があります。

日本人の睡眠時間は、コロナ禍を除き、過去40年近く一貫して減りつづけています。とくに**働き盛りの40～50代の睡眠時間は7時間そこそこ。女性の睡眠時間が短いことも特徴的**で、育児・家事・パートや共稼ぎの負担が過剰だからでしょう。40代後半女性の睡眠時間が7時間を割りこんだこともあります。男性も通勤などで短くなっています。

睡眠時間でよく話題になるのが、**睡眠4〜5時間以下の「ショートスリーパー」や10時間以上寝る「ロングスリーパー」**です。歴史的人物の例を挙げると、ショートスリーパーは、ナポレオン、レオナルド・ダ・ヴィンチ、エジソン、サッチャー英首相。ロングスリーパーは、ドストエフスキー、アインシュタイン、チャーチル英首相など。

アスリートには睡眠を非常に大事にする人が多く、彼らは睡眠のよしあしが自分のパフォーマンスを大きく左右することを熟知しています。米メジャーリーグの大谷翔平選手は、夜10時間たっぷり寝て、さらに2時間も昼寝をし、遠征には専用のマットレスと枕を持参するそうです。

ショートスリーパーという有名アスリートは聞いたことがなく、テニスのフェデラー、陸上ウサイン・ボルト、バスケットのレブロン・ジェームズ、大相撲の白鵬、F1シューマッハ、ゴルフのタイガー・ウッズなどは、いずれもロングスリーパーです。

ノンレム睡眠は「深い眠り」、レム睡眠は「浅い眠り」

睡眠時間についてお話ししましたが、では、睡眠時間さえ足りていれば、からだの休息は充分といえるでしょうか？　答えは「NO！」です。

問題は、漠然とした「眠り一般」の総時間ではありません。

一晩の眠りというのは、ノンレム催眠とレム催眠（「深い眠り」と「浅い眠り」）のセットが4～5回繰り返され、それぞれの時間で、脳やからだの状態が違うのです。

深い眠り・浅い眠りのそれぞれで時間はどれほどか、起こることに問題ないか、4～5回の「睡眠サイクル」は安定的か――などを全体として見て、睡眠時間の〝量〟だけでなく睡眠の〝質〟をとらえなければ、からだや脳が充分休めたかどうかわかりません。

詳しく説明していきましょう。


【ノンレム睡眠】


ノンレムは「Non Rapid Eye Movement」で「**急速眼球運動なし**」という意味です。

ノンレム睡眠は「深い眠り」「脳を休めるための眠り」で、知覚・随《ずい》意運動（自分の意思に基づく運動）・思考・推理・記憶などをつかさどる大脳皮質が休んでいます。

体温・呼吸・心拍などを（自動的に）調節する自律神経系では、からだを活発に動かす交感神経が休んで、副交感神経が優勢になります（**208ページを参照**）。

脳のエネルギー消費と神経細胞（ニューロン）の活動は、1日のうちで最低レベルになります。からだのエネルギー消費も低下します。深部体温も下がり、脳の冷却のため、からだから熱が放出されて、寝汗が見られることもあります。

大脳は休みますが、学習や記憶を整理するプロセスが進み、知識（長期記憶）としての記憶の定着・強化・削除がおこなわれたり、ストレスが取り除かれたりします。

からだ（筋肉）の緊張は低下していますが、脳が休むときは逆に動くこともあり、寝返りを打ったりするわけです

ノンレム睡眠は、眠りの深さによって次の4段階に分けられます。脳波を測定すると、特徴的なパターンの波になるのでわかります。PSG検査は脳波も測ります。

段階1……声をかければすぐに目が覚める程度の浅い眠り。

段階2……耳から入る情報をキャッチできる程度のやや浅い眠り。

段階3と4（徐波睡眠）……多少の物音では目覚めず、大声で呼んだり、からだを揺さぶったりしなければ起きない深い眠り。「（疲れた人や眠い人が）死んだように眠りこける」と形容されるのはこれ。脳とからだが、もっとも休んでいる状態です。

段階3と4は、振幅が大きくゆっくりした脳波が出るので「徐波睡眠《じょはすいみん》」とよばれます。

人間は、ノンレム睡眠のうち徐波睡眠の時間がほかの哺乳類より長く、その理由は脳の発達とされています。大脳皮質が機能するにはエネルギーが大量に必要で、機能維持のための休息も必要です。起きて頭を使う活動が長い人間は、それだけ休息がたっぷり必要だから、ノンレム睡眠の深い眠りが長くなった、と考えられています。

【レム睡眠】

レムは「Rapid Eye Movement」で「**急速眼球運動**」の意味です。

眠り始めてノンレム睡眠に入って1時間ほどたつと、脳波はノンレム睡眠の段階1に似た形を示して、まず筋肉の動きが低下します。次に、左右に眼球が急速に動き始めます。

レム睡眠のとき、**脳は覚醒に近い「浅い眠り」の状態で活動し、はっきりとした夢を見ています**。ただし、外部からの刺激を遮断する機能が働くので、物音など外部からの刺激で目が覚めやすいということはありません。

脳は活発でも、筋肉の多くは緊張の低下（または喪失）で動かない仕組みになっています。夢をリアルに体験しても、それに対応して動くことは、ふつうはありません。

レム睡眠も、私たちの記憶に密接に関わっています。レム睡眠中は脳内の神経回路が活発に活動して、情報や経験の整理、記憶の強化や定着がおこなわれるとされています。レム睡眠中に見る夢は、こうした記憶プロセスとも関係しているでしょう。

眠りがもっとも深いノンレム睡眠は、寝た直後の1～2回だけ

ノンレム睡眠とレム睡眠は、一晩で交互に何回か繰り返されます。

ふつうの眠りは、まずノンレム睡眠になります。ごく短時間の段階1→段階2をへて、段階3→段階4の深い眠りに入り、寝つきのよい人は段階4まで10分かかりません。

段階4が1時間くらい続くと、こんどは段階3→段階2→段階1と眠りが浅くなっていき、短いレム睡眠（たとえば10分くらい）へと移行します。

ここまでが「**ノンレム睡眠・レム睡眠**」**の1セットで、一般的には90分～110分**とされています（～120分とも）。一晩の眠りでは4～5セットが繰り返されます。

1セット90分なら5回で7時間半、100分なら5回で8時間20分、110分なら4回で7時間20分ですから、だいたいこのくらいの睡眠時間の人が多いわけです。

成人の眠りは「深くてもっとも長いノンレム睡眠」→「ごく短いレム睡眠」で始まり、だ

んだんノンレム睡眠が短く、レム睡眠が長くなって、明け方の「浅いノンレム睡眠」→「長いレム睡眠」をへて朝に目覚める、というリズムをたどるのがふつうです。

睡眠中は、誰でも繰り返し寝返りを打って姿勢を変えますが、レム睡眠に移る直前のノンレム睡眠の段階1と2で寝返りが多い、とされています。

からだが段階3と4であまり動かず一定姿勢が続き、体温も下がる（放出熱がこもったりする）ので、自然にからだが動いて、圧力の分散、血流の改善、体温の調節などをするわけです。

ノンレム睡眠のうち、もっとも深い眠りを得られる徐波睡眠（段階3と4）は、おもに最初の1～2セットだけ。3セット以降のノンレム睡眠にはあまり現れないことを、図で確認してください。明け方の長いレム睡眠では、覚醒の準備が始まって体温も上がり出します。

一般に無呼吸症候群はレム睡眠の時に悪化します。

多くの人は、**最後の長いレム睡眠が終わるころ見た夢を、朝起きた直後に覚えているとき、「夢を見た」というわけです**。じつは、夜中3～4回あったレム睡眠でもさかんに夢を見ますが、ほとんど忘れられています（何かの拍子で夜中ふと目覚めたときの夢は、覚えていることもあります）。

《一晩の睡眠サイクルのイメージ》
（ノンレム睡眠・レム睡眠の周期）

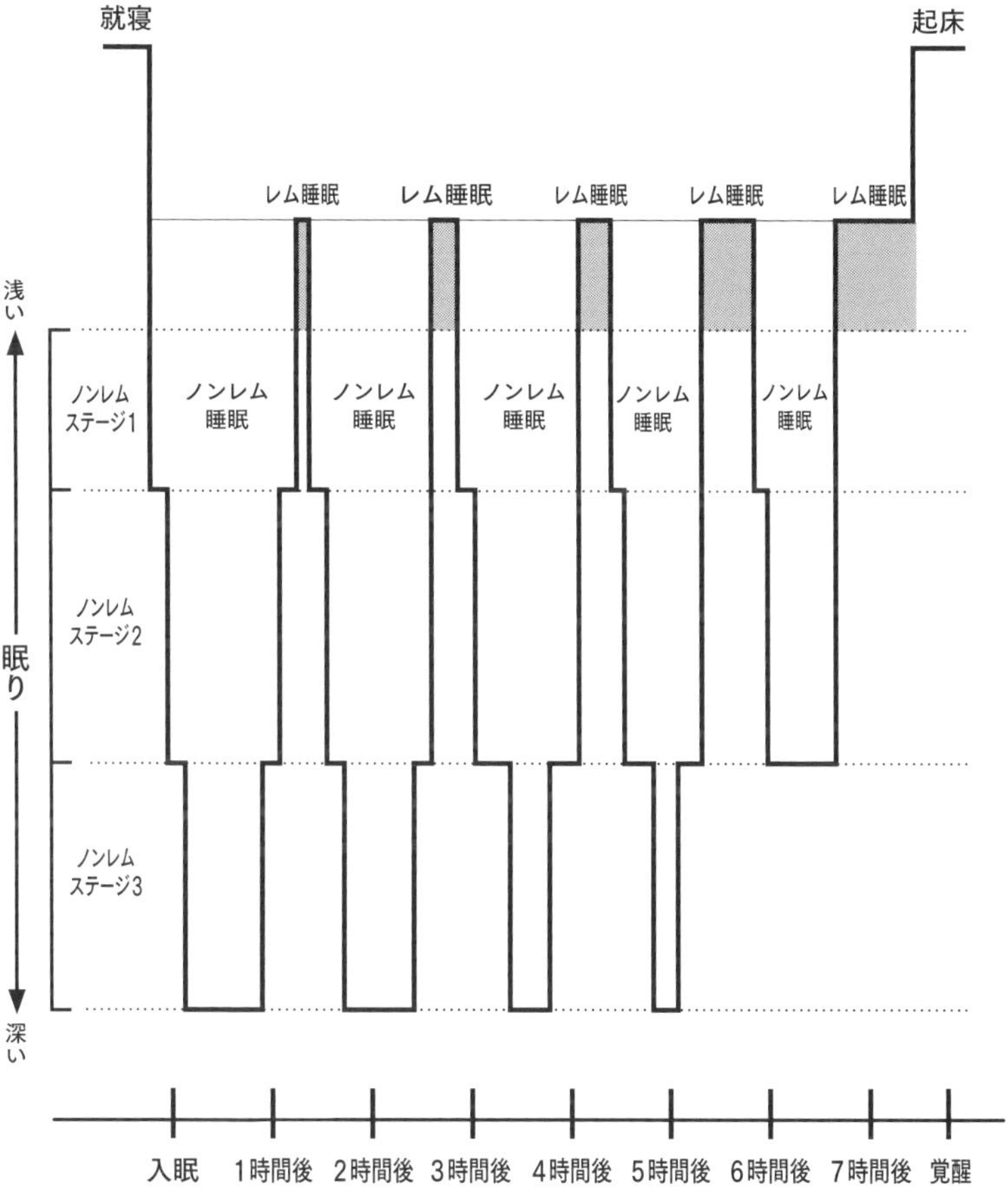

出典:各種資料を参考に編集部で作成。

中途覚醒や夜間頻尿は「前立腺肥大」だけが原因、とは限らない

「中途覚醒」という言葉が出てきたところで、関連する話をしておきましょう。

私が心臓を診る患者さんには、中途覚醒や夜間頻尿を訴える人が非常に多く、ほとんど全員がそうだ、といってもよいくらいです。だいたいが頻尿で泌尿器科を受診しており、「前立腺肥大ですね」といわれて、みんな薬をもらっています。

そこで無呼吸を調べると、原因が無呼吸とわかり、CPAP治療、中途覚醒も夜間頻尿もピタッとなくなるのです。

無呼吸の人は、低酸素で交感神経が活性化されて心臓のドキドキや高血圧が起こる、とお話ししましたが（51ページ）、交感神経はずっと活性化されたままなので、おしっこも近くなります。交感神経が優勢になると抗利尿ホルモンが出て、ふつうは尿の産出が抑制されます。ところが、興奮やストレス反応で尿の排出リズムが変化し、「夜中に何度もトイレに起きては、少量ずつ尿を出す」ということになりがちです。

「前立腺肥大と診断された人の相当数が、じつは無呼吸ではないかと思う」と、この話を仲よしの泌尿器科医にしたら、無呼吸症候群の検査を積極的に始めて、無呼吸が次から次へと判明。彼は「自分はいままで間違った治療をしていた」と嘆息しました。

前立腺は、年を取れば、男性ホルモンなどの変化によって多かれ少なかれ肥大します。50歳30％、60歳60％、70歳80％、80歳で90％の人に見られるというデータがありますが、治療が必要な人はその4分の1くらいでしょう。でも、薬さえ出しておけば、排尿症状は改善されますから、患者さんは別に不満もありません。

しかし、前立腺肥大と診断されることで睡眠時無呼吸症候群が見逃され、知らないうちに進行していたとしたら……。そんな危険性も、頭の片隅に入れておく必要があります。

日中は「交感神経」が優勢、夜寝るときは「副交感神経」が優勢

ノンレム・レム睡眠に関連して、何度か出てきた自律神経の話をまとめておきます。

「意識する／しない」に関係なく、からだを調節している**自律神経系は、「交感神経」と「副交感神経」の2系統**に分かれます。**「交感」とは、からだのさまざまな組織や臓器が〝共**

感・共鳴〟するように、連動して一緒に働くという意味です。
「副」は英語「パラ」で、「対《つい》で存在する」意味。パラレル（平行）やパラリンピックのパラと同様、二の次や副次的という意味ではありません。

交感神経は、別名「戦うか逃げるか」(Fight or Flight) の神経。これは、人間（の祖先）が、たぶんネズミと見分けがつかなかったような大昔から、働いていたはずです。

敵と遭遇したら、戦うか逃げるか瞬時に決めなければ、命すら失いかねない。だから、からだも脳も覚醒・興奮して注意力・集中力を高める。心臓はドキドキを強め血圧が上がる（血管は収縮する）。敵を確かめようと目を見開き、耳を澄ませる。戦うにせよ逃げるにせよすぐ行動できるよう筋肉は緊張し、手に汗を握る。緊急時にはどうでもよい胃や腸の消化や、おしっこは止まる。便も漏れ出さないように肛門括約筋《こうもんかつやくきん》が締まる

――これが交感神経が優勢の状態で、日中の活動中に見られるのがふつうです。

そのとき出る代表的なホルモンが「アドレナリン」「ノルアドレナリン」（その前駆体が神経伝達物質ドーパミン）。「やるぞ！」というとき出る、と聞いたことがあるでしょう。

対して**副交感神経は、別名「休息と消化」(Rest and Digest) の神経**。

働きは交感神経とは逆向きで、興奮を抑えてリラックスさせ、からだと脳を休息させ、食物の消化活動をうながします。

心臓の拍動は遅めになって血圧が下がり、体温も下がります。副交感神経が優位なときは全身の毛細血管が拡張し、熱を放散させながら、細胞の修復や再生に必要な酸素や栄養をからだの隅々まで行きわたらせます。

――これが副交感神経が優勢の状態で、夜間の睡眠中にそうなります

そのとき出るホルモンが、心臓の動きを抑えて消化器官の働きを増やす「アセチルコリン」、気分をしずめ睡眠や食欲にも関与する「セロトニン」などです。

このように**交感神経と副交感神経は、方向が正反対の働きによって、互いに他を補完しながら、からだを調節**しています。両者のバランスが重要で、バランスがうまくとれた状態にもっていくのが**「自律神経を整える」**ことです。

睡眠時無呼吸症候群は、呼吸だけに注目すれば、首を絞められている、あるいは富士山の頂上にいるのと大差ない低酸素状態を招くことがあります。

これはまさしく緊急事態で異常事態。だから交感神経が活性化され、さまざまな問題を生じさせるのです。

睡眠中に出る成長ホルモン、夜に出るメラトニンの重要性

ノンレム・レム睡眠とホルモンの関係についても、改めて整理しておきましょう。

【成長ホルモン】

成長ホルモンは、**寝入って90～180分後の、もっとも深いノンレム睡眠（徐波睡眠）中に分泌**されます。当然このときは副交感神経が優勢です。昼夜逆転の生活で分泌量が半減したというデータもあります。

「自分は腰が曲がるかもしれないけど、身長はもう伸びないから、成長ホルモンが減ってもどうってことない」と思うのは大間違い。成長ホルモンは子どもの「成長の促進」以外に「細胞の修復・再生」や「疲労回復」という重要な役割があります。

皮膚や内臓の細胞を更新する**「ターンオーバー」**も成長ホルモンの働きです。睡眠不足が続いて成長ホルモンが充分に産生・分泌されず、ターンオーバーを妨げると、肌のみずみずしさや張りが失われます。思い当たる節のある女性は少なくないのでは？　睡眠不足は男性の頭髪に悪影響を与えることもあります。

成長ホルモンは「**若返りホルモン**」ともよばれます。それを出す**睡眠は「最強のアンチエイジング（抗・老化）」**という人もいます。

睡眠が終わりに近づく明け方は、からだが目覚める準備を始めて、「コルチゾール」というホルモンの分泌が増えます。これは体内に蓄えられた脂肪をエネルギーに変えたり、炎症を抑制したりします。睡眠の質がよくないと、成長ホルモンが充分分泌されないうちにコルチゾールの分泌が増えてしまいます。高コルチゾール状態が長く続くと免疫系の機能低下をもたらす恐れがあります。

【メラトニン】

メラトニンというホルモンは、脳の松果体《しょうかたい》でつくられ、**〝体内時計〟や外部からの光の量でコントロールされるほか、分泌には副交感神経の優勢や、深い眠りも影響**します。

体内時計という仕組みは、どの動物にもあり、人間のそれは1日を24時間11分（最新の研究によるが、研究によって幅がある）周期として体内のリズムを刻んでいます。この1日周期のリズムを「**概日《がいじつ》リズム**」（**サーカディアンリズム**）といいます。

たとえば、一定の明るさの部屋を一歩も出ず、外界との接触一切なし、時計なしで1週間過ごしても、7回寝起きして、たぶんいま7日目の昼ころだろうと見当がつく――これは脳内にある体内時計のお陰です。少しずつズレが生じますから、朝日をしっかり浴びるなどしてリセットする必要があります。

メラトニンは別名「暗闇ホルモン」で、明るいところで分泌が減り、暗くなった夜には日中の十数倍の量が生成・蓄積・分泌されます。**「睡眠ホルモン」ともよばれ、眠気を誘う、深い睡眠を維持する、睡眠サイクルを調整する、睡眠の質をよくする**といった働きをします。次の方法25で詳しくお話ししますが、**よい睡眠は「いかにしてメラトニンをうまく、よく出すか」にかかっている、**ともいえるのです。

昼の太陽光はメラトニンの生成や分泌を抑制しますから、覚醒状態が維持されて日中の活動ができ、何の問題もありません。問題は夜、睡眠前に浴びる明るい光です。パソコン画面や、24時間オープンのコンビニやスポーツジムなどの光が、睡眠を妨げてしまいます。

メラトニンは、朝起きたときから脳内で生成・分泌が始まるセロトニン（日中、とくに午前中よく出るほか、副交感神経が優勢のリラックス・休息状態で出る）を材料としてつくられます。生成開始は朝の目覚めから14～16時間後とされ、朝5時起床ならば、夜の7時ころからつくられはじめます。

よい睡眠は熟睡感があり、疲れが取れ、一日を快適で活発なものにする

ノンレム睡眠・レム睡眠や睡眠サイクルについて、あれこれお話ししてきました。
そこで、改めて、よい睡眠とは何でしょうか？

睡眠は、年齢によって変化します。「ノンレム・レム」1セットの時間や繰り返し回数など「睡眠のリズム」も、人によって違います。

1～2回目のノンレム睡眠におとずれる「深い眠り」の重要性はいうまでもありませんが、「浅い眠り」も必要だからこそ繰り返されます。最初の3時間を深く眠ればOKというような、単純な話ではないのです。

結局、**よい睡眠とは、朝起きたとき「よく寝た」「ぐっすり眠れた」という満足感があり、疲れがよく取れてリフレッシュでき、仕事や学校を含めた新しい一日の生活を、眠気を感じることなく、快適に活発に送ることができる**――そんな睡眠のことです。

その睡眠時間には個人差も年齢差もありますが、大半の成人で7～8時間でしょう。

方法25

「よい睡眠」のために、できることをすべてやる

「よい睡眠」とは何か、おおよそのところを、つかんでいただけましたか？　そのうえで、自分の睡眠をよいものにする方法を紹介します。食事と運動の話は、別の項目にまとめます。

眠るための環境

①睡眠時間を、なるべく増やす

「睡眠負債」という言葉を聞いたことがあるでしょう。睡眠不足が蓄積していき、心身の不調に至る状態です。負債があるならば、返済して借金ゼロにしなくてはいけません。

つまり、**睡眠時間をなるべく増やして、不足ぶんの解消を目指すのが基本**です。

睡眠不足のある人は、たとえばの話ですが、朝ゆっくり読みたい新聞はざっと目を通すだけで持って出て通勤電車内や職場で精読する、夜テレビで見たい番組は録画して週末に楽しむ、夜の飲み会は30分早く始めて30分早く終わる（これは無理かな）――などあれこれ工夫して時間をひねり出し、30分でも1時間でも睡眠時間を増やしましょう。

多くの人の標準的・平均的な睡眠時間7〜8時間を目安として、それに近づけ、熟睡感が少しでも増せばよいわけです。

ただし、闇雲に長く寝さえすればよい、というものではありません。

もうよくおわかりのように、ノンレム・レムを交互に繰り返す睡眠サイクルや睡眠リズムがとても大切です。**長時間だらだら寝て、サイクルやリズムを損なっては逆効果**です。

アメリカで1982年から6年間、111万人以上を対象にした研究調査で、「7・5時間ほど眠る男女は死亡リスクが著しく低い」という結果が報告されたことがあります。

同時に、睡眠時間が9・5時間以上の人と3時間の人の死亡リスクはほぼ同じ、という結果も発表され、「9・5時間以上寝たらダメなのか」という誤解が生まれました。

これは、長時間寝る人のなかに、病気の人や寝たきりに近い人などが含まれていたため長時間睡眠の死亡リスクが高くなった、と解釈すべきです。睡眠時間は個人差が非常に大きく、**10時間寝て最高の熟睡感を得られる人は、10時間寝ればよい**のです。

〈午前中の二度寝〉

朝、目覚めるのが早すぎて、10分くらいのうちに二度寝することは、長く寝すぎなければ、疲れの解消などに効果的かもしれません。

でも、**長すぎる二度寝は睡眠サイクルを乱す**ので、いけません。睡眠リズムが崩れ、夜眠りにくくなる恐れがあります。ある日だけ二度寝しても、長く蓄積された睡眠不足の解消には足りないでしょう。といって、しばしば二度寝する習慣が固定されると、夜「最初のノンレム睡眠で深い眠りにつく」ことが難しくなってしまいます。

②規則的に寝て、規則的に起きる

平日は仕事で睡眠不足になってしまうから、週末に寝だめする——たとえば「平日は朝6

時に起きるが、土日は9～10時まで寝る」という人が、少なくないでしょう。

これは、よくありません。**よい睡眠には〝規則的に眠る〟ことが重要**です。基本というか、理想は、**起床時刻と就寝時刻を「土日や祝日を含めて固定する」**ことです。

そうはいっても、誰でも週末の睡眠時間を長くしたいもの。それには、朝の遅起きではなく、なるべく**前の晩の早寝によって、時間を確保して**ください。**起床時刻・就寝時刻のどちらかを動かす場合は、できるだけ就寝時刻のほうを動かす**わけです。

これは、毎朝決まった時刻に起きて、日中からだにセロトニンをせっせとつくらせ、メラトニンが充分に生成・蓄積される夜にしっかり寝る、というサイクルを安定させて、からだのリズムをなるべく一定にたもつためです。

じつは私たちは、昼すぎ→夕方→夜早い時間→夜遅い時間と、同じようなペースで、だんだん眠りやすくなる（眠くなる）のではありません。

眠りにつく2～4時間前（の2時間）が、もっとも眠りにくい時間であることが知られています。このとき体温は、1日でいちばん高くなっています。

体内時計が刻むリズムからしても、**19～21時（または20～22時）は、専門用語で「睡眠禁**

止帯」（睡眠禁止ゾーン）とよばれているほどです。

この時間帯はもう夜ですから、メラトニンの生成が始まるなど、からだは本格的な眠りの準備に入っています。でも準備中だからこそ、寝てしまうのはまずい。このとき眠ってしまうと眠りが中途半端になり、最初のノンレム睡眠の深い眠りが得られません。完全な眠りにつくべき時間帯ではないから、まだ起きていようと頑張っています。

「眠りの門が開く」という表現がありますが、夜になって門が開こうとするのを、からだや脳がしばらく押しとどめ、「眠ってよし」となったとき、一気に開くイメージですね。

ですから、「今夜は見るべきテレビもないし、久しぶりに早寝しよう」と、夕方から、あるいは夜8時ころから寝ようとしても、うまくいかないことがほとんどです。**早寝をしすぎても効果が薄い**ことは、覚えておいてください。

夕食後に急に眠くなって、テレビを見ながらしばらくうとうとする人がいますが、これはまた別の話ですから、食事のところで説明します。

③寝床を「眠り専用」の場所とし、例外をつくらない

睡眠をとらないのに、寝床（ベッドやふとん）に入って横になり、ぐだぐだ長時間すごす

ことは厳禁です。寝床は〝睡眠をとる専用の場所〟（唯一の例外は男女の営みの場所）としてだけ使うことが肝心です。

読書・音楽・テレビ・スマホ・ゲームなどは、リビングや書斎など寝床以外の場所で楽しみます。姿勢が楽だからと、寝っ転がって明日の会議用資料を読むのもやめましょう。

眠りにつくルーティンとしての読書や音楽であれば、問題ありませんが（**⑫を参照**）。

寝床に入ったのに、なかなか眠れないとき、そのまま何十分も過ごしてはいけません。眠れないときは、眠ろうとすればするほど脳が覚醒し、ますます眠れなくなるものです。15〜20分たって眠れなければ、いったん寝床を出て静かに過ごし、自然に眠くなってから寝床に戻るようにします。たとえば（仕事と関係ない）お気に入りの本に目を通す、静かな音楽を聴く、庭に出て月や星を眺める、などするのです。

音楽を聴くときは、ゆったりと落ち着いた歌詞のない曲を選びましょう。歌詞付きの曲を聴くと、言語機能をつかさどる脳の中枢が刺激され、覚醒しやすくなります。

④寝室を「眠り専用」の部屋とし、活動空間とはっきり分ける

よい睡眠のためには、眠る場所を眠りに適した環境に整える必要があります。

寝室を「睡眠専用」の部屋、リビングや書斎を「日中の活動専用」の部屋と、はっきり分けるのは、とてもよいことです。寝室に置くのはベッドやふとん・タンス・化粧台などにかぎり、睡眠・着替え・化粧以外で立ち入らないようにすれば、なお徹底できます。

ワンルームで一人暮らしの人には無理ですが、テレビの位置や向きを変えてベッドから見えないようにする、カーテンで仕切るなど、工夫する余地はあるでしょう。

⑤眠るための環境を整える——「静けさ」

よい睡眠のためには、眠る場所を眠りに適した環境に整えます。

まず、静けさから。当たり前の話ですが、寝室は静かな空間にしてください。

40デシベルは「図書館」「昼どきで静かな住宅街」「しとしと降る雨音」などの音の大きさで、これ以下の音しかしない環境であれば、誰でも「静か」と感じます。40デシベルを超える音のする環境では、脳の覚醒度が上がって眠りにくくなる、とされています。

遮音・遮光機能のある厚手のカーテンは、屋外の騒音を軽減します。夜遅くまで車の騒音が絶えないという場合は、耳栓を使うとよいかもしれません。

⑥眠るための環境を整える――「明るさ」

よい睡眠には「明るすぎないこと」がとても重要です。

〈寝る前のリビング・ダイニング・書斎などの照明〉

夜になると、「なるべく昼間の明るさに近いほうがよい」と天井の照明を目一杯明るくする――たとえばLED照明の「全灯」ボタンを押す人が、少なくないようです。

でも、**夜は、夜の暗さに近いほうが、眠りにとってはよいのです。**

脳が明るさを感知すると、交感神経が優勢な状態になって覚醒する、メラトニンの分泌が減る、体内時計が乱れるなどして、スムーズに入眠しにくくなります。

さきほど申し上げたように、寝入る2～4時間前の「睡眠禁止帯」は、明るくてよいのです。薄暗いなかで食事してもちっともおいしくないし、テレビも「部屋を明るくして見ましょう」としょっちゅう呼びかけています。

しかし、調光できる照明であれば、睡眠禁止帯も半ばをすぎたころ、部屋をやや暗めにして、赤っぽい色に変えるとよいでしょう。もちろん厚手の遮光カーテンを引いて、屋外からの光を遮断します。

ちなみに、メラトニン分泌に影響の少ない明るさは、50ルクス前後といわれています。ビジネスホテルなどに泊まって「部屋が暗いな」と感じたことがあるでしょう。あの明るさがだいたい50ルクスくらいです。

出張資料に目を通したり、ノートパソコンを操作したりするには暗すぎるから、電気スタンドが置いてありますね。

〈寝室・廊下・トイレの照明〉

寝床に入ると部屋を真っ暗にする人がいます。目をつぶってもトイレにいけるし、照明リモコンを枕元に置くから問題ないなら、かまわないかもしれません。

しかし、さすがに真っ暗では、夜中トイレに行く高齢者が転んで骨折をしかねません。地震や、近所に火災が起こることだってありえますから、**どこに何があるかくらいわかる照明をつけておくのがよい**、と思います。よくいわれるのは、1ルクスくらい——ロウソクの光くらいの薄ぼんやりした照明を朝までつけておくこと。天井照明が備えている常夜灯や、ホテルのベッドサイドの足元ランプが、そんな明るさでしょう。

夜中のトイレのために、**廊下やトイレの照明を明るくしすぎない**ことも大事です。明るすぎて脳が覚醒してしまい、寝床に戻ってもなかなか寝つけないのでは困ります。

廊下は間接照明で充分でしょう。人の動きを感知してしばらく点灯する小型ライトも市販されています。電池式のものをトイレに通じる廊下の足元3か所くらいに配置すれば、壁のスイッチを探して廊下の照明をつける必要もなく便利です。

季節の過ごし方

⑦眠るための環境を整える――「温度」「湿度」「換気」

よい眠りには、寝室の温度と湿度を適切にコントロールしなければなりません。

〈眠りに適した温度《おんど》〉

気象庁によれば、日本の2023年の夏（6〜8月）は、平均気温が平年より1・76度、北海道と東北で3度も高く、1898年の統計開始から126年間でもっとも暑い夏でした。これまでの最高は13年前の2010年ですから、同じような夏はまたくるでしょう。

「高齢者は室内でも熱中症になる」とさかんに注意喚起され、夏のエアコン冷房が積極的に推奨される時代になってしまいました。

暑苦しさで目覚めてしまわないよう、エアコンを適切に使うことは、よい睡眠に欠かせません。寝るときの〝適温〟は、ある教科書に18・3度と書いてありましたが、これは涼しすぎ。**23～24度が薄いふとんをかけてちょうどいい適温**だろう、と私は考えています。

「エアコンの設定は28度に」といわれますが、これも一つの目安です。

冷気が直接当たらないように風向を調節したうえで、設定温度をあれこれ試すとよいでしょう。なお、エアコンのリモコンが表示する温度はあくまで設定温度です。その温度になっているかどうかは、部屋の高いところにある本体の温度センサーで測っています。

身近な場所に温度計を置き、たまに**設定温度と室温を見比べる**とよいですね。

冬は寒さの刺激によって、筋肉の緊張が増し、血流量は低下します。交感神経が優勢になりがちで、睡眠の質の低下をもたらします。寒さから目覚めてしまうこともあります。冬の室温は、16度以上がよいとされています。

あとは、夏は肌掛け1枚、春秋はふとん1枚、冬は毛布1枚を追加などと調節することになりますが、軽くて暖かい羽毛ふとんは、寒い季節にお勧めです。

冬は**電気毛布や電気敷布**を使う人もいます。電気毛布を睡眠中つけっぱなしにすると、暑さで深部体温が下がらず、寝汗の原因になりかねません。眠りが浅くなって夜中に目覚めてしまうこともありますから、注意が必要です。

電気毛布は、寝る前に温めて、寝るときスイッチを切れば、快眠につながるでしょう。**ふとん乾燥機**でふとんを温めて、寝るときはずしても、同じことができます。

〈眠りに適した湿度《しつど》〉

湿度は、**夏はベタベタしすぎないように除湿し、冬は乾燥しすぎないように加湿する**のが基本です。汗をかくとふつうは体温が下がりますが、高温多湿の日本の夏は、大量にかいた汗が乾きにくく、暑苦しさや寝苦しさが増して、睡眠を損なってしまいます。

湿度50～60％がよいとされますが、**エアコンは冷房と同時に除湿**をしますから（ドライボタンの除湿機能は冷房とは別）、快適であれば、湿度はあまり気にならないでしょう。

除湿機は、部屋全体の除湿より、クローゼット内などの除湿にむいています。

冬場は乾燥に要注意です。適切な加湿は、鼻や口や喉の乾きすぎを防ぎ、よい睡眠につながります。かぜやインフルエンザにも、かかりにくくします。

冬の夜に暖房を消して加湿器をつけっぱなしにすると、室温が下がって空気の飽和水蒸気量（空気が含んでいられる水蒸気の量）が減少するため、湿度が上がりすぎたり、結露が増えたりします。

〈換気〉

換気が悪く湿気がこもりがちな寝室では、カビやダニが増殖します。睡眠中にこれらを吸い込むと、からだが異物を排除しようと反応して、眠りが浅くなります。咳《せき》やくしゃみがひどいと熟睡できません。とくに咳・くしゃみ・鼻水といったアレルギー症状が出る人は寝具を清潔に保ち、窓を開ける、空気清浄機を使うなどして、換気をよくします。

⑧寝る前は「強い光」の刺激を避ける

よい睡眠をとるには、眠る前に脳やからだを充分に落ち着かせる必要があります。とりわけ大切なのは、強い光の刺激を避けることです。

寝る直前までテレビ・パソコン（のディスプレイ）・タブレット・スマートフォンなどを見ていると、強い光が目に入って、よい眠りを損ないます。

「夕方散歩に出るときはサングラスをしましょう」「帰り道コンビニに寄るときや、夕食後に煙草を買いにコンビニに行くときも」と、私はお年寄りによくいっています。

夜のコンビニの照明は約１３００～１６００ルクス。商品の見栄えをよくしようと強烈な光を当てています。これでは、からだや脳が「もう朝なのか？」と勘違いしてしまいそうです。

寝る前に備えること

⑨寝る前は「飲み物」「嗜好品」などの刺激を避ける

〈カフェイン〉（コーヒーやお茶）

コーヒーやお茶に含まれるカフェインに覚醒作用があることは、よく知られています。体重・代謝速度・感受性・摂取パターン・習慣化の程度などから個人差が非常に大きいですが、からだにカフェインが作用する時間の目安は、次のとおりです。

①摂取から覚醒効果が始まるまで……20〜30分（ある文献では15〜60分）

これはカフェインがからだに吸収され、血中濃度が上昇するまでの時間です。

②摂取から体内のカフェイン量（血中の濃度）が半減するまで……3〜5時間

③摂取から効果がほとんど消えるまで……8〜12時間

よい睡眠をとことん追求するならば、寝る4〜5時間くらい前から、カフェイン入り飲み物やチョコレートなどの食品を避けるのが理想的かも。夕食後に誕生祝いのチョコ入りケーキを食べないで、とはいいませんが。

「ノンカフェイン」や「カフェインレス」と明記された飲料を選ぶのもよいでしょう。

〈アルコールと煙草〉

アルコールは、脳の感覚中枢を麻痺させて眠気を誘いますが、分解するときできるアセトアルデヒドという物質に覚醒作用があるので、理想的には寝る3～4時間くらい前から避けたいところ。でも、生活には潤いや楽しみが不可欠です。夜8時に帰宅した人は11時に寝るなら一滴も飲まないで、といった厳密すぎる話はいかがなものかと思います。

煙草のニコチンは脳を覚醒させるので、寝る前に煙草を吸うと寝つきが悪くなり、睡眠中に目覚めやすくなります。

ニコチンが体内で分解され、半減するまでには2時間ほどかかります。寝る2時間前を目安に喫煙を控えるとよいでしょう。

血液がサラサラになって健康的になると思うのか、しきりに水を飲む人がいます。熱中症の予防になり、便秘にも効きそうですが、水を大量に飲みさえすれば血液によいというものではありません。

夜中トイレに頻繁に行く結果になれば、よい睡眠を妨げます。

お勧めは、寝る前にコップ一杯の水を飲むことです。これで量は足ります。冷水は刺激になってよくないですね。ここ10年ほど、私は冷蔵庫の冷たい水を飲んでいません。

⑩寝る前は「脳」への刺激を避けてリラックスする

〈考えごとをしない〉

眠ろうとすればするほど眠れない、とお話ししましたが、これも考えごとのうちです。

仕事・学校・生活のことでも何でも、考えごとを始めると、脳が覚醒していきます。

脳にストレスがかかって、対応する脳内神経伝達物質や副腎皮質ホルモンなどが放出され、交感神経が活発になる一方で副交感神経が後退し、脳もからだも眠る準備ができなくなります。

なかなか眠りにつけない、あるいは眠りについたと思ったらすぐ目覚めてしまうような状態に陥ってしまうのです。

寝る前は、考えごとをしないにかぎります。

そのためによい方法は、いくら考えても、いまこの瞬間は絶対に解決できないのだから、気になる問題を2つ3つ（2〜3行）項目だけメモして、「明日考えようっと」と机の上に置き、さっさと寝床に戻ること。

「考える必要のない何かをする」のもよい方法で、たとえば寝床で、静かな音楽をただ聴いたり、ゆっくりと深呼吸をただ続けたりするのです。

〈マインドフルネス〉

マインドフルネスは、自分の心に気づき、その〝気づき〟で自分をいっぱいに満たすこと。**いまこの瞬間の自分（の感情・行動・経験）に注意を集中させ、評価や判断を一切せず、あるがままの自分を、ただ受け入れる精神のあり方・認知の方法・瞑想法**です。

詳しくお話しする紙幅がありませんが、マインドフルネスを実践すると、副交感神経が優勢になり、ストレスや不安が除かれ、心の平静や脳のリラックス状態を保ち、自分を深く理解したうえでどうするかという洞察が得られます。

その結果、必ず質のよい睡眠がもたらされます。ぜひ研究し、実践してください。

⑪寝る1時間半ほど前から、ぬるめの風呂にゆっくり浸かる

多くの人が寝る前に風呂に入りますが、よい眠りをもたらすコツがあります。

〈入浴時間と湯の温度〉

人間は、深部体温が下がるとき眠くなります。そして、入浴でからだを温めると、深部体温が下がるまで1時間ほどかかります。入浴時間が30分ならば、**眠りにつく1時間半前に風呂に入れば、ちょうどよい**わけです。これが**風呂に入ることで〝よい眠りのためのゴールデンタイム〟をつくり出す**方法です。

38〜40度くらいのぬるめの湯に、ゆっくり10〜15分くらい、肩までしっかり浸かることが大切です。ぬるめの湯は、末梢の毛細血管の血流をよくし、体の中心部の血液を減らして、からだの深部体温を低下させます。このことで、交感神経の優勢から副交感神経の優勢へうまくシフトでき、自然な眠気がうながされるのです。

からだを洗う時間も含めて、入浴時間は20〜30分くらいにして長風呂を避け、**眠りにつく1時間くらい前までに風呂から出る**ようにします。高齢の人は、冬場に浴室と脱衣所の温度差をなるべく小さくして、ヒートショック予防をお忘れなく（62ページを参照）。

風呂に入ると温められて汗をかき、からだから水分が出ていきます。入浴の仕方にもよりますが、５００cc前後の水分が失われると思ってください。ペットボトル1本は思いのほか大量なのでは？　失われたぶんは水分補給が必要です。水・ミネラルウォーター・カフェイン抜きのお茶などを飲むのがよいと思います。

冷えたビールを、さぞ一気飲みしたいところでしょうが、アルコールはくれぐれも飲まないように。

〈浴槽内のストレッチ〉

湯に浸かりながら次のストレッチをすると、入浴の睡眠効果がさらに高まります。

①左腕を前に伸ばし、左手の親指以外の指を、右手で手前に押さえるように、手首を10回そらせる。

右腕も同じ。②息を吐きながら首をゆっくり前に、次に後ろに倒す。③首を前に倒しながら左回りにゆっくり大きく回して首を3周させる。同様に右回りも3周。

〈熱い風呂・サウナ〉

熱い風呂は、交感神経を活性化させるので眠りに適しません。**41度以上の熱い風呂が好み**

の人は、寝る2〜3時間前までに風呂を済ませましょう。朝や午前中の熱い風呂やシャワーはよいことで、交感神経を活性化し、脳やからだをシャキッとさせてくれます。

熱い風呂より、さらにからだを熱くしてしまうサウナについても一言。

サウナ・水風呂・外気浴をセットにすれば、からだを急激な温度変化が刺激して「自律神経を整える」などという人がいますが、とんでもない話。**無呼吸の患者さんや心臓のよくない人はもちろんのこと、高齢者は危険ですから、サウナに入るべきではありません。**

サウナ好きの著名な野球選手は、サウナで倒れ、心房細動から脳梗塞に至ってしまいました。私の知る心臓外科医でサウナを推奨する人など、一人もいないのです。

〈フットバス〉（足湯器）

両足を入れるヒーター付きのタライのようなもので、湯温を40度くらいに保ち、ブクブク泡を出したりします。からだを足から温めることは眠りに効果的です。冷え性の女性にも好評のようです。

ヒーターが貧弱ですから、水ではなく、ヤカンか湯沸かし器で適温にしたお湯を入れて使い、ヒーターは湯温調節（保温）用と思えばよいでしょう。

⑫寝る前の「ルーティーン」を決めて、毎晩必ず実行する

夜寝る前にする一連の行動を〝ルーティーン〟（習慣的・定型的手続き）として決め、毎晩必ず実行すると、心やからだが睡眠に入る、たいへん有効な準備になります。

たとえば、仏壇にお参りする、枕元の家族写真に「おやすみ」の挨拶をする、トイレに行く、目覚まし時計をセットする、寝床に入る、耳栓をする、睡眠用アイマスクをつける――などを**「必ずこの順番でする」**と決めておき、毎晩そのとおり実行します。

アイパッドで映画を見ながら寝る習慣の人が、「アクションものなど、静かな眠りにはむかなそうな映画が好きなんだけど、10分で寝てしまう」といっていました。

また別の、古今亭志ん生の落語をイヤホンで聴きながら寝る習慣の人も、「すぐ寝入ってしまい、25分くらいの落語を最後まで聴くことはめったにない」といっていました。

これも寝る前のルーティーンが機能して、眠りをうまく誘っている例です。銃声や笑い声を含めて、映画や落語が心地よい子守歌のように働いているわけですね。

ベートーベンの「運命」はやめたほうがいいかもしれませんが、毎晩クラシックの静かな曲を聴く習慣も、眠りに入るよい動機づけになります。

〈寝る前の歯磨き〉

歯磨きも寝る前のルーティーンに入れてよさそうで、実際に推奨する教科書もありますが、入れないほうがよいです。脳の中枢に近い位置にある口の中や歯を、ブラシでゴシゴシこすると、脳を刺激します。このことがメラトニンの分泌を抑え、睡眠の質を低下させます。歯磨き粉が含むメントール成分にも、スッキリさせる覚醒作用があります。

夜の歯磨きは、眠りにつく1時間前までに済ませましょう。

夕食後ゆっくりするとき、果物などデザートを食べることがありますから、そのあとで歯を磨く習慣にします。

⑬よい眠りのカギは「朝」にこそある

よい睡眠のためにできることは、夜でも睡眠中でもない時間にもあります。

いちばん大事なのは、朝日を充分に浴びることです。朝起きたら最初にカーテンを開けてください。トイレを済ませたら、**庭やベランダに出て朝日を浴びましょう。浴びる時間の目安は15分**くらい。曇りの朝でも効果はあります。

犬や猫は、目覚めるとビューンとものすごい伸びをしますね。あのマネをしてからだを伸ばすのもよい。水やコーヒーを飲むのもよい。冷たい水で手を洗うと覚醒する刺激になりますし、もちろん同時に顔を洗ってもよいです。

朝食はきちんと食べてください。これについては後述します（246ページ参照）。

〈目覚まし時計〉

朝は自然に目覚めることがいちばんですが、通勤通学に間に合うギリギリまで寝ていたい人の多くは、目覚まし時計を使うはず。

遅刻したらたいへん、と大音量でアラームを鳴らす人がいますが、これは睡眠のリズムを突然断ち切ってしまい、心地よい目覚めができないので、感心しません。

音をだんだん大きくする、照明をだんだん明るくする、枕の下で振動する（耳栓をした人や耳の遠い人も起きる）、明るくなると動く光センサー付きカーテン自動開閉器（カーテンレールに取り付ける。スマホで設定して好みの時刻にも開閉できる）など、さまざまな製品があります。これらを検討してもよいかもしれません。

⑭適度な昼寝をする

昼寝は、基本的には避けたほうが、夜よく眠れます。でも、〝**適度**〟**な昼寝は悪くありま**

せん。**適度の目安は20～30分**。これ以上では深く眠りすぎて夜の睡眠を妨《さまた》げたり、目覚めたとき疲れやだるさを感じることがあります。夕方寝も夜の睡眠に影響するので、短い昼寝は**午後1～3時**ころにします。

高齢者の短い昼寝は血圧を下げる（昼寝の前後で平均して上が8、下が15ほど降下）、短い昼寝を習慣にする人はアルツハイマー病のリスクが小さいという研究があります。

逆に、定期的に1時間以上昼寝すると死亡率が上がり、高血圧や脳卒中になりやすいという報告もあります。これは昼寝そのものが悪いというよりは、長すぎる昼寝が夜の睡眠の質を低下させて、よくない結果をもたらしたのでしょう。

ちょっとした昼寝が、学習や仕事の効率を高め、事故の予防にもなるというので、推奨する学校や会社も増えています。自分の机にうっ伏して寝れば、教室ではチャイムで起きるし、職場でも誰かに「起こして」と頼んでおけばよいから、悪くなさそうですね。

机で寝ると手の上に顔を伏せるから目が圧迫されるという人もいますが、タオルやクッション（デスク仮寝専用も市販されています）をかませばよい、と思います。

職場の仮眠スペースで横になるときは、タイマーをかければよいでしょう。

〈コーヒーナップ〉

ちょっとおしゃれな昼寝として近ごろ広まっているのは「コーヒーナップ」です。ナップは「仮眠」という意味。コーヒーや緑茶のカフェインは、飲むと20〜30分ほどで吸収され、血中カフェイン濃度が上がって、眠気覚まし効果が出ます。そこで、**コーヒーを飲んで机にうっ伏して仮寝すると、20〜30分後に自然に、頭がすっきりした状態で目覚めることができ、その後の仕事の効率もよい**というもの。私もよくやっています。

「寝ごこち」こそ快眠の条件

⑮寝具をよく吟味し、自分に合ったマットレスや枕を使う

よい睡眠のためには、マットレス（敷きぶとん）や枕などを充分に吟味します。

寝具が自分に合わないと、からだに余計な負担がかかり、リラックスして眠れず、熟睡感を得られません。合わない枕が気道や血管を圧迫することもあります。ただし、自分にピッタリの寝具にたどりつくまでには、試行錯誤が必要かもしれません。

〈マットレス〉

以前は、やわらかい低反発のものがよいとされましたが、最近は、硬い高反発のほうが寝返りを打ちやすくてよいという人が多いようです。テレビCMの影響も小さくない気がしますが、基本は「自分に合ったもの」でしょう。

低反発マットレスは睡眠中の動きが少ない人や睡眠時間が短めの人に合い、高反発マットレスは、筋肉質の人やアスリートに合うとされます。スリムな人は「やわらかめ」、標準体重の人は「中くらい」、がっちり体形の人は「硬め」が合うともいいます。

よく名前に「エア」がついている網状立方体のマットレスは、通気性が非常によいですが、冬に単独で使うと保温性が足りないかもしれません。

誰でも一晩に10〜20回くらい寝返りを打って、血液・体液の循環促進や体温調節をします。マットレスに充分な幅がないと寝返りをしにくいので、この点も確認が必要です。

〈枕〉

枕は、自分に合った高さ・大きさ・硬さ・形状・材質（硬さ・蒸れにくさ・へたりにくさなどに関係する）のものを選びます。夏の蒸し暑さを考えれば、通気性がよく、熱をうまく逃がすものがよいと思います。

昔は長方形の小さな枕ばかりでしたが、最近は頭や首がフィットしやすい形の枕、寝返りしやすい大きな枕、シートの出し入れで高さを調節できる枕、横向き専用枕、タオルを巻くタイプの枕などさまざまです。軽度の無呼吸症候群の人には是非におすすめしたい。

いびきや無呼吸の人は横向き寝が望ましく、使う枕にそれなりの高さが必要です。

パジャマ選びにも気を配りたいもの。最適なのは、汗をしっかり吸い取ってくれる薄手のコットン製品です。寒くなったら、やや毛羽立ったものに替えるとよいでしょう。

厚着をして寝ると、寝返りを打ちづらくなって、快眠できないことがあります。

⑯寝る姿勢を工夫する（横向き寝）

横向き寝で、いびきが減るか消えるかする、と前にお話ししました（41ページ）。

横向き寝のとき、首が曲がりすぎてしまうことは、よくありません。

自分に合った高さの枕を使い、頭の中心線（額《ひたい》中央―鼻―アゴ先のライン）が真っ直ぐおへそに向かっている状態かどうか、チェックしましょう。

横向き寝は仰向き寝よりからだが不安定なので、抱き枕を使うとよいです。からだを支えて重み（圧力）を分散させる、両足にはさめばゴツゴツしない、下になる手をしびれにくくする、といった効果があります。自分に合った〝抱き方〟を見つけてください。

余っている枕やバスタオルなども、枕の高さ調整や抱き枕代わりに使えるでしょう。

昔の教科書には、横向き寝のために「テニスボールをストッキングに入れ、背中に当たるように巻いて寝る」という方法が書いてありました。これは痛い思いをさせて横向き寝を強制し、睡眠の質を悪くしますから、私は絶対反対です。いびきをかくと電気刺激が出る装置まで市販されていますが、これまた睡眠障害を引き起こすので論外です。

私は、低登山用のシンプルなリュックサックに、タオルやエアクッション（緩衝材）など柔らかいものを入れて、背負った状態で寝る方法を試験的に導入しています。これなら寝相が悪い人でも、痛い思いをせずに横向き姿勢を維持できます。

腹式呼吸、鼻呼吸OK、口呼吸NG

⑰睡眠中に望ましい「呼吸の仕方」を知り、実践する

〈腹式呼吸〉

よい眠りのためには、〝深い呼吸〟をして副交感神経を活性化しなければなりません。

そのために、とても有効なのが「腹式呼吸」です。ある程度の練習が必要ですが、寝る前や休み時間などにやってみるとよいと思います。やり方の一例をあげておきます。

「体内にあるすべての空気を吐き出しきる」というようなイメージが大切です。やりすぎはよくなく、最初のうちは1日5〜10分で充分でしょう。

①ベッドに横になり（膝を立ててもよい）、肩の力を抜いて、お腹に手を当てる。

②お腹がふくらむように、おへその下に空気を溜めていくイメージで、**鼻からゆっくりと、3秒間で息を吸う**。

③お腹がへこむように、からだじゅうの空気も悪いものもすべて出しきるイメージで、**口からゆっくりと、6秒間で息を吐ききる**。

④ここまでで1回で、②と③を10〜20回繰り返す。20回で3分以内が1セット。

〈鼻呼吸〉

あなたの鼻、いま、詰まっていませんか？　詰まっていない人は、ちょっと実験に付き合ってください。口を閉じて「同じくらいの量の空気を吸う」ことを意識しながら、①鼻から何回か息を吸ってください。何回かやったあと、「鼻から吸ったのと同じくらいの量の空気を吸う」ことを意識しながら、②口から何回か息を吸ってください。

①と②のどちらが、楽に息を吸えましたか？　**鼻づまりのない人は、鼻で吸うほうが楽だったはずです。「鼻呼吸」のほうが「口呼吸」より気流の抵抗が少ないから**です。

呼吸というのは、ふつう鼻でします。全力で走る、空気の薄い高い山の上にいる、病気でうまく酸素を取り込めない――など、**鼻だけでは足りないときに、口を使ってハアハア息をするのです。**5キロ地点で口を開けて走るマラソン選手はおらず、口が開いてくるのは後半だ、とテレビ中継を見ていればわかります。

「息《いき》」は「自」と「心」をくっつけた字でしょう。**「自」は、もともと鼻を正面から見て描いた形。**人は大昔から、〝私を示す〟とき、鼻を指さしたり触れたりしたので、鼻の形の字が「おのれ」の意味になりました。「心」は、もともと心臓を描いた形です。

鼻と心をくっつけて息（呼吸）の意味になるのは、息と心（生命や意識）が切り離せない不可分のものだから。

そして呼吸が「鼻呼吸」とイコールだからです。誰もが口呼吸をしていれば、口と心をくっつけて、呼吸という意味の字をつくったはずですからね。

鼻呼吸は、大昔からみんながふつうにする呼吸で、口呼吸よりも吸うのが楽、というだけではありません。

口呼吸で起こるトラブルには、睡眠時無呼吸症候群・免疫力低下・感染症・成長ホルモン分泌の減少・扁桃炎・ウイルスによる口内炎・歯周病・口臭の悪化などがあります。

いずれも、鼻呼吸をすることでトラブルの程度を小さくできるのです。

方法26

しっかり動機づけをして、こんな「食事」を心がける

肥満は、睡眠時無呼吸症候群の患者さんが発症する原因の7〜8割を占め、生活習慣病を引き起こします。油断大敵ならぬ**「肥満大敵!」**と、肝に銘じてください。

減量を成功させるには、なによりも〝動機づけ〟(モチベーション)が大切です。

「やせなさいよ、と妻がいった」「健診で医師に、やせましょうといわれた」「本に減量が大事と書いてあった」——だから「減量しよう」と思うのは、減量の動機づけが弱すぎて、減

量しても長続きしません。こういうのを「外的モチベーション」といいます。

もっとも重要で強いのは**「内的モチベーション」。あなた自身が、なぜ肥満がダメで、減量が必要か、よく考え深く理解したうえで、「どうしてもいま、減量しなければいけない」と確信し、自分で自分を減量のための行動へ駆りたてる、そんな動機づけです。**

肥満大敵の心得

改めて以下を確認し、減量を決めましょう。必要なら本書を読み直してください。

- 太り続ければ、早死《はやじ》にします。あなたが睡眠時無呼吸症候群を放置しているならば、4割近くいる「8年以内に亡くなる人」に、含まれてしまうかもしれません。
- やせればよく眠れて、よく眠ればよく活動でき、人生に必ずプラスになります。
- 肥満は、第一章で列挙した深刻な病気の多くに関連し、からだを非常に悪くします。

具体的な減量目標は、ＢＭＩ22の理想体重がベストですが**（117ページを参照）**、中高年の人は端《はな》から無理。**「現在から5％落とした体重」を当面の目標に設定**しましょう。

たとえば身長165センチで体重75キロの人（ＢＭＩ27・5）は、75×95％＝71・25だから「72キロまで3キロ」か「71キロまで4キロ」の減量を目標にします。減量ペースの**目安は1か月1キロ減**。右の例では3〜4か月で目標を達成すれば成功です。月に5キロ以上の減量は、ほとんどの場合リバウンドに見舞われますから、お勧めできません。

体重を減らすおもな方法は食事療法と運動療法で、2つを同時に、着実に実践するのがもっとも効果的です。まず食事ですが、次のようなことが大切です。

【食事療法のポイント】

①**摂取カロリーを減らす**（1日体重1キロあたり25キロカロリーの摂取が目安）。
②**脂肪**（肉・油脂）、**単純糖質**を多く含む食品（菓子・果物・砂糖）の摂取を減らす。
③**食物繊維**を多く含む野菜・海藻・きのこ・乾物などをしっかり摂る。
④**朝昼夕の3食**を、ほぼ同じ量にして、規則正しく、ゆっくりよく噛んで食べる。
⑤食べる品目を多くして**栄養バランス**を保つ。**過食せず「腹八分目」**を心がける。

よい睡眠には、消化時間を考えて、**寝る3時間前までに夕食を終える**ようにします。

「朝はパン」という人も多いでしょうが、和食で味噌汁・豆腐・納豆などを食べるのもお勧めです。**大豆には、体内で生成できない必須アミノ酸の「トリプトファン」が含まれ、これが日中にセロトニンをつくり、セロトニンがメラトニンの元**になります。

夕食後に感じる眠気の原因は、糖質の多い白飯・パン・めん・いもなどを摂ることで食後に血糖値が上昇し、インスリン分泌で血糖値が急下降する、食後に消化器官が活動を強めてエネルギーを使うなど。一時的ならば、あまり心配はいりません。

ただし、**強い眠気が長時間続けば、糖尿病などの疑い**が出てきます。

方法27

こんな「運動」を実践して、脳の働きをよくし、眠りの質を高める

肥満の改善には、食事とともに運動が非常に効果的です。中高年で太った人に、一般的に望ましいとされているのは、こんな運動です。

運動は睡眠にとってよいことづくめ

【運動療法のポイント】

①有酸素運動（ウォーキング・軽いジョギング・水泳・サイクリングなど）を、最低1日30分、週3回以上（できれば5回）おこなう。

②筋力トレーニング（ダンベル・ゴムベルト・マシンなどや自分の体重を利用する下肢や体幹のトレーニング）を、週2～3回おこなう。やりすぎは禁物。

③バランス・トレーニングやストレッチ（ヨガやピラティスなども含む）を、週2～3回おこなう。

有酸素運動（エアロビック・エクササイズ）は、低～中くらいの強度で比較的長い時間続ける運動です。**息が切れず、酸素の供給が足りている運動**をしばらく（数分以上）続けると、脂肪組織から脂肪分子が血液に出てくるので、筋肉はこれをとらえ、酸素を使って酸化し、エネルギーに換えて運動に使います。こうして**〝脂肪を燃やす〟**ことを30分以上続けて1日分。週5日以上継続すると、脂肪組織が減少し、目に見えてやせてきます。

毎日50分3か月の有酸素運動は、内臓脂肪を約4キロ減らす、とされています。

骨や筋肉が衰えた高齢者でも、たとえば散歩・早歩き・軽いジョギングから最適なものを選ぶというように、自分の状態に合わせておこなえます。ケガの心配も少なく安全で、道具を使わないので手軽にできることも、有酸素運動のメリットです。

対して無酸素運動（アン・エアロビック・エクササイズ）は、重量挙げや陸上・水泳の短距離など、酸素を使う余裕のないごく短時間に筋肉を限界まで使う高強度な運動です。

高齢者にとってメリットは見つからず、むしろ有害と思ってよいでしょう。

①〜③の詳細はご自身で研究を。ほかにもラジオ体操、エレベーターを使わず階段を上《のぼ》り下《お》り、庭の手入れなど、からだを日中よく動かすことは健康に大きなプラスです。

運動は、睡眠にとってよいことづくめです。肥満のリスクを減らし、心臓や血管の状態をよくし、無呼吸症候群にかかりにくいからだをつくる、というだけではありません。

運動の習慣は、体内時計を調整して睡眠リズムを安定させ、眠りの質を高めます。太陽光の下で運動すれば、セロトニンの分泌が活発になり、メラトニンを増やします。

運動が脳のストレスを軽くし、不安を除いてリラックスさせることも、よい眠りを招きます。**運動は、脳の血流をよくして、より多くの酸素や栄養を脳に送り、神経成長因子や神経伝達物質の分泌やバランスを向上させ、脳の機能に好影響**を与えます。これが睡眠のサイクルを安定させ、睡眠の質を高めるのです。

夕方から夜8時ころまでに、ウォーキングなど軽い有酸素運動を20分～1時間ほどすると、体温が上昇し、その後ゆっくり下がります。このプロセスは眠りに入りやすくして、深い睡眠をもたらします。

ただし、寝る直前の運動は、体温が充分下がるまで時間がかかるため、かえって寝つきを悪くします。深夜の激しい運動は交感神経を刺激して、副交感神経の休息モードに切り替わりにくくするので、注意が必要です。

あとがき――病気は、出会った医者によって命が左右される

読者のみなさんは「がん」といえば「怖い」と感じるでしょうが、「いびきがひどい、睡眠時無呼吸症候群です」といって青ざめる人は少ないと思います。これは医療者側にとっても同じです。その理由のひとつに、この疾患を扱うのが呼吸器内科、耳鼻咽喉科、精神科がメインであることにも問題があります。

私はこの恐ろしい疾患と、心臓血管外科医という立場で向き合ってきました。急性大動脈解離、大動脈瘤破裂など死に直結した疾患の合併症として認識してもらうために、患者に憎まれ役を買っても治療を説得してきました。

私自身、もし呼吸器内科医や耳鼻咽喉科医として治療をしていたら、死に直結する疾患とはとらえていなかったでしょうし、他の医師同様に患者がＣＰＡＰを離脱したいといえば「わかりました」とすんなり許可したでしょう。

睡眠時無呼吸症候群と循環器疾患、死亡率の詳細はまだ完全に解明されてはいませんが、結局のところこの疾患は引き起こされた循環器疾患によって亡くなるわけであるから、やは

りこれを循環器疾患としてとらえる私の見立ては、間違っていないと思います。

病気はなんでもそうでしょうが、**出会った医者によって命が左右される**といっても、決してオーバーな話ではありません。「誰に診てもらうか」——これがじつはいちばん重要な要素となる。**ごく一部の専門病院を除いて、片手間に業者丸投げで治療をしている病院が9割以上**のなかで、患者に責任をもって治療をする医師を業者提供リストからお探しなさいというのは、患者さんにとって極めて酷な話です。やはり一番の近道は、いままでの10年と同じように、医師と患者に時間をかけて啓蒙していく方法です。

2024年に私は国内初となる「国際ハートスリープクリニック」という循環器・睡眠時無呼吸症候群専門の病院を開設し、オンライン診療を積極的に進める準備をしています。これによって多少なりとも患者の健康に貢献することを願ってやみません。

本書を読んで「そんなに深刻？」と思われる方もいらっしゃるでしょうが、睡眠時無呼吸症候群は、程度によっては明らかに、がんよりも恐ろしい病気なのです。CPAPを含めた治療機器は日々進歩しています。ぜひともCPAPの必要性を一生懸命に説明する医師に耳を傾けていただければ幸いです。

末松義弘

末松義弘

すえまつ よしひろ

1968年8月生まれ。岐阜県出身。総合病院の副院長・心臓血管外科部長・統括診療部長・睡眠呼吸センター長を経て現在、「国際ハートスリープクリニック」という循環器、睡眠時無呼吸症候群専門病院の開設準備を進めている。東京大学大学院卒。医学博士。1994年より名古屋医療センター、国立循環器病研究センターに勤務。その後、東京大学医学部附属病院、アメリカ・ハーバード大学、カナダ、ウェスタンオンタリオ大学にて心臓血管外科医としての実績を積み、2008年より筑波記念病院に就いていた。小切開下左心耳閉鎖術や新しい大動脈解離手術を開発し、世界から注目されている。

ブックデザイン　塚田男女雄

カバー撮影　佐藤 靖彦

編集協力　坂本 衛

いびき、無呼吸症候群に殺されない27の方法

二〇二三年十月十七日　第一刷発行

著　者　末松義弘

編集人
発行人　阿蘇品 蔵

発行所　株式会社青志社
〒一〇七-〇〇五二 東京都港区赤坂5-5-9　赤坂スバルビル6階
（編集・営業）TEL：〇三-五五七四-八五一一　FAX：〇三-五五七四-八五一二
http://www.seishisha.co.jp/

印　刷
製　本　中央精版印刷株式会社

ISBN 978-4-86590-164-1 C0095